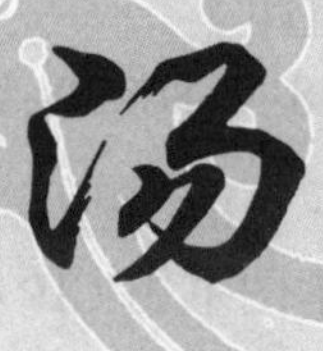

膳书堂文化　主编

汤头歌诀

中国画报出版社·北京

图书在版编目 (CIP) 数据

汤头歌诀 / 膳书堂文化主编 .—北京：中国画报出版社，2007.10（2025.9 重印）

ISBN 978-7-80220-198-9

Ⅰ. 汤…　Ⅱ. 膳…　Ⅲ. 方歌－汇编　Ⅳ. R289.4

中国版本图书馆 CIP 数据核字 (2007) 第 150412 号

汤头歌诀

出 品 人：田　辉
责任编辑：齐丽华
出版发行：中国画报出版社
（中国北京市海淀区车公庄西路 33 号，邮编：100048）
策划制作：膳书堂文化
电　　话：010-88417359（总编室兼传真）　010-88417359（版权部）
010-88417418（发行部）　010-68414683（发行部传真）
电子信箱：cpph1985@126.com
印　　刷：金世嘉元（唐山）印务有限公司
监　　印：焦　洋
经　　销：新华书店
开　　本：700mm × 1000mm　1/16
印　　张：10
字　　数：200 千字
版　　次：2007 年 10 月第 1 版　2025 年 9 月第 7 次印刷
书　　号：ISBN 978-7-80220-198-9
定　　价：49.80 元

>>前言

“汤头”是中药汤剂的俗称。在中国传统的中药方剂中，一副汤剂往往要由多味药材组成，制法繁琐，药材名称抽象枯燥，不便记忆和掌握；因此，古人便尝试着将一些传统的灵验药方，改成诗歌，使其具有合辙押韵、朗朗上口的特点。此举方便了人们的识记，受到广大学医者的欢迎。清朝康熙三十三年，有位叫汪昂的80岁老中医，整合古方编著了一本《汤头歌诀》，影响颇为广泛。汪昂早年攻读经史，擅长写作，著有《切庵文集》。清兵入关后，汪昂感伤国亡，不愿出仕，遂立志弃儒从医。直到晚年，用七言诗体编成歌诀，将每个汤剂的名称、用药、适应证、随证加减等都写入歌诀中，内容简明扼要，音韵工整，一时成为医界的美谈。随着时代的发展，古文体的《汤头歌诀》已对现代人的阅读和学习产生了障碍，使得一部分学医者因其晦涩难懂而暗暗叫苦。为使传统中医学名著得以发扬传承，使之更好地服务于人民，我们精心编译了现代版的《汤头歌诀》。把一些艰涩的古文歌诀加以白话释意，并在一定程度上对古文版《汤头歌诀》中的用药剂量进行了科学的考证和换算，以全新、科学、实用的面貌展现给世人。由于医海高深，编者水平有限，书中编排难免有不当或不尽之处，对此我们深表歉意，同时希望广大读者和诸位医界同仁不吝赐教，批评斧正。

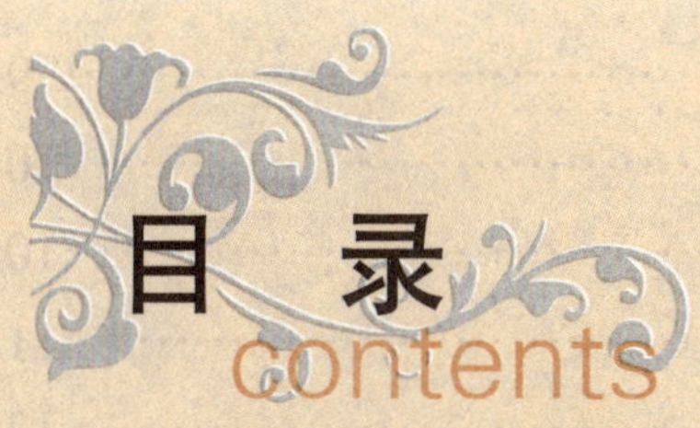

目　录
contents

汤头歌诀

十、祛风之剂……56

十一、祛寒之剂……63

十二、祛暑之剂……70

十三、利湿之剂……75

十四、润燥之剂……84

十五、泻火之剂……………………91

十六、除痰之剂……100

十七、收涩之剂……106

十八、杀虫之剂……110

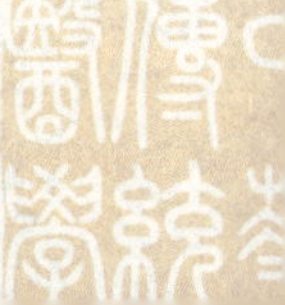

经络歌诀

汤头歌诀

一、补益之剂

四君子汤

《太平惠民和剂局方》

［宋］太平惠民和剂局

四君子汤中和义　参术茯苓甘草比
益以夏陈名六君　祛痰补气阳虚饵
除却半夏名异功　或加香砂胃寒使

【组成】　人参10克，白术、茯苓各9克，炙甘草6克，各等份。

【用法】　上药共研成细末，以水煎服。

【功效】　益气健脾。

【主治】　脾胃气虚。症见面色萎白，四肢无力，语声低微，食少便溏，舌质淡，脉虚缓无力。

☆**附　方**

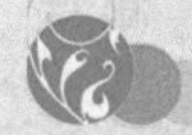

六君子汤

【组成】　四君子汤加陈皮、半夏各3克。

【用法】　上药水煎服。

【功效】　健脾止呕。

【主治】 脾胃气虚兼痰湿。不思饮食，恶心呕吐，胸脘痞闷，大便不实，或咳嗽、痰多、稀白等症。

异功散

【组成】 四君子汤加陈皮等份。

【用法】 上药共研为细末，每次服6克，水一盏，生姜5片，大枣2枚，同煎至7分，食前，温，量多少与之（现代用法：水煎服）。

【功效】 健脾益气，理气和胃。

【主治】 脾胃虚弱，食欲缺乏，或胸脘痞闷，或呕吐泄泻。

香砂六君子汤

【组成】 六君子汤加木香、砂仁。

【用法】 上药水煎服。

【功效】 理气止痛，健脾和胃。

【主治】 脾胃气虚，寒湿气滞，纳呆嗳气，脘腹胀满疼痛，呕吐泄泻。

升阳益胃汤

《脾胃论》

［金］李东垣

升阳益胃参术芪　黄连半夏草陈皮
苓泻防风羌独活　柴胡白芍姜枣随

【组成】 黄芪20克，人参、半夏、炙甘草各10克，羌活、独活、防风、白芍各6克，陈皮4克，白术、茯苓、泽泻、柴胡各3克，黄连1.5克。

【用法】 上药研为粗末，每服3克，加姜、枣，水煎服。

【功效】 升阳祛湿，健脾益气。

【主治】 脾胃气虚，兼感湿邪。症见怠惰嗜卧，饮食无味，身体酸重，肢节疼痛，口苦舌干，大便不调，小便频数，或见恶寒，舌淡苔白腻，脉缓无力。

黄芪鳖甲散

《卫生宝鉴》

［元］罗天益

黄芪鳖甲地骨皮　艽菀参苓柴半知

地黄芍药天冬桂　甘桔桑皮劳热宜

【组成】　黄芪、鳖甲、天冬各 15 克，地骨皮、秦艽、茯苓、柴胡各 9 克，紫菀、半夏、知母、生地、白芍、桑皮、炙甘草各 10.5 克，人参、桔梗、肉桂各 4.5 克。

【用法】　每次 30 克，加生姜煎服。

【功效】　清虚热，益气阴。

【主治】　本方主治气阴两虚，虚劳内热。症见五心烦热，日晡潮热，自汗或盗汗，四肢无力，饮食减少，咳嗽咽干，脉细数无力。

秦艽鳖甲散

《卫生宝鉴》

［元］罗天益

秦艽鳖甲治风劳　地骨柴胡及青蒿

当归知母乌梅合　止嗽除蒸敛汗好

【组成】　鳖甲、地骨皮、柴胡各 10 克，秦艽、当归、知母各 6 克。

【用法】　上药研为粗末，每服 6 克，加青蒿 5 叶、乌梅 5 个同煎，临卧空心各一服。

【功效】　清热除蒸，滋阴养血。

【主治】　风劳病。症见骨蒸劳热，肌肉消瘦，唇红颊赤，困倦盗汗，咳嗽，脉细数。

秦艽扶羸汤

《杨氏家藏方》

［宋］杨　倓

秦艽扶羸鳖甲柴　地骨当归紫菀偕
半夏人参兼炙草　肺痨蒸嗽服之谐

【组成】　柴胡6克，秦艽、人参、当归、鳖甲、地骨皮各4.5克，紫菀、半夏、炙甘草各3克，生姜3片，大枣1枚。

【用法】　上药水煎服。

【功效】　止咳养血，清热除蒸。

【主治】　肺痨。症见消瘦乏力，潮热自汗，声音嘶哑，咳嗽吐血，胸闷气短，舌红少苔，脉细数无力。

紫菀汤

《圣济总录》卷九十三

紫菀汤中知贝母　参茯五味阿胶偶
再加甘桔治肺伤　咳血吐痰劳热久

【组成】　紫菀、阿胶（蛤粉炒）、知母、贝母各6克，桔梗、人参、茯苓、甘草各1.5克，五味子20粒。

【用法】　上药水煎温服。

【功效】　清热止咳，润肺化痰。

【主治】　阴虚火旺，肺气大伤。症见久咳不止，咳血吐痰，少气懒言，胸胁逆满，以及肺痿变成肺痈。

百合固金汤

《医方集解》

［清］汪　昂

百合固金二地黄　玄参贝母桔甘藏

麦冬芍药当归配　喘咳痰血肺家伤

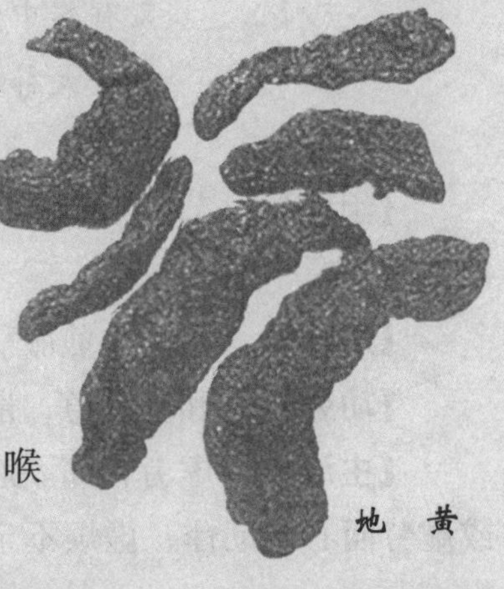

【组成】　生地黄6克，熟地黄9克，麦冬5克，百合、芍药、当归、贝母、生甘草各3克，玄参、桔梗各2克。

【用法】　上药水煎服。

【功效】　润肺化痰，养阴清热，滋肾补肺。

【主治】　肺阳肾阴两虚，虚火上炎。症见咳嗽气喘，痰中带血，头晕目眩，咽喉燥痛，午后潮热，舌红少苔，脉细数。

补肺阿胶散

《小儿药证直诀》

［宋］钱　乙

补肺阿胶马兜铃　黍粘甘草杏糯停

肺虚火盛人当服　顺气生津嗽哽宁

【组成】　阿胶9克，黍粘子（牛蒡子）、甘草各3克，马兜铃、杏仁、糯米各6克。

【用法】　上药水煎温服。

【功效】　养阴补肺，清热止咳，滋阴补血。

【主治】　热毒上火，肺虚火旺。症见咳嗽气喘，咽喉干燥，喉中有声，或痰中带血，舌红少苔，脉细数。

小建中汤

《伤寒杂病论》

［东汉］张仲景

小建中汤芍药多　桂姜甘草大枣和

更加饴糖补中脏　虚劳腹冷服之瘥
增入黄芪名亦尔　表虚身痛效无过
又有建中十四味　阴班劳损起沉疴
十全大补加附子　麦夏苁蓉仔细哦

【组成】　芍药18克，桂枝、生姜各9克，炙甘草6克，大枣5枚，饴糖30克。

【用法】　上药水煎服。

【功效】　和里缓急，散寒补虚。

【主治】　虚劳腹痛。症见腹中时痛，舌淡苔白，喜温喜按，脉细弦；或虚劳而心中动悸，虚烦不宁，面色无华，或手足烦热，咽干口燥。

☆附　方

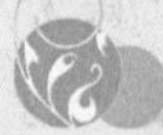

黄芪建中汤

【组成】　小建中汤加黄芪4克。

【用法】　上药水煎服。

【功效】　温中补气，和里缓急。

【主治】　虚劳里急，诸不足。

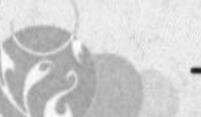

十四味建中汤

【组成】　凡人参、白术、茯苓、炙甘草、熟地黄、白芍、当归、川芎、黄芪、肉桂、附子、半夏、麦冬、苁蓉各等分。

【用法】　上药研成细末，每次9克，加生姜3片、大枣1枚。水煎温服。

【功效】　调和阴阳，补益气血。

【主治】　阴证发斑。症见手足胸背等部位出现稀疏淡红色斑点，高出皮肤，如蚊虫叮咬状。

益气聪明汤

《东垣试效方》
［元］罗天益

益气聪明汤蔓荆　升葛参芪黄柏并
再加芍药炙甘草　耳聋目障服之清

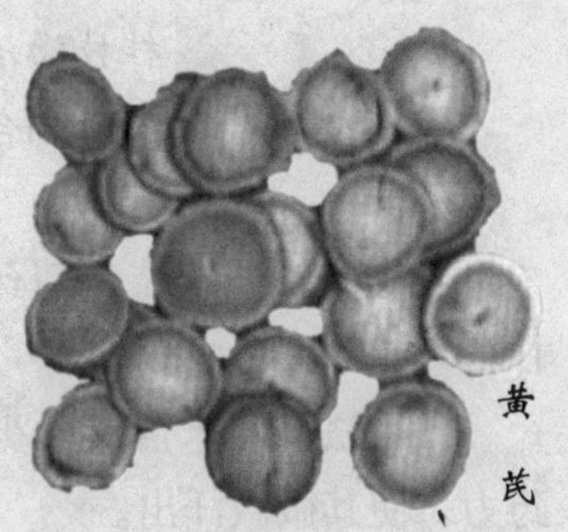

【组成】　黄芪、人参各15克，葛根、蔓荆子各9克，白芍、黄柏各6克，升麻4.5克，炙甘草3克。

【用法】　共研为粗末，以水煎服。

【功效】　补中升阳，益气泄水。

【主治】　中气不足，清阳不升。症见目内生障、视物昏花、耳鸣耳聋等。

二、发表之剂

麻黄汤

《伤寒杂病论》
［东汉］张仲景

麻黄汤中用桂枝　杏仁甘草四般施
发热恶寒头颈痛　伤寒服此汗淋漓

【组成】　麻黄9克，桂枝、杏仁各6克，甘草3克。

【用法】　水煎温服。

【功效】　发汗解表，宣肺平喘。

【主治】　外感伤寒表实证。恶寒发热，无汗而咳喘，头身疼痛，舌苔薄白，脉浮紧。冬季因受寒感冒、流行性感冒而引起的支气管炎、支气管哮喘。

桂枝汤

《伤寒杂病论》

［东汉］张仲景

桂枝汤治太阳风　芍药甘草姜枣同

桂麻相合名各半　太阳如疟此为功

【组成】 桂枝、芍药、生姜各9克，炙甘草6克，大枣3枚。

【用法】 水煎服。少顷，饮热稀粥以助药力，使其微微汗出。

【功效】 解肌发表，调和营卫。

【主治】 外感风寒表虚证。症见发热头痛，汗出恶风，鼻鸣干呕，口不渴，舌苔薄白，脉浮缓。

生姜

☆**附　方**

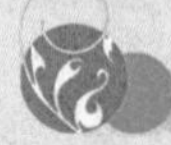

桂枝麻黄各半汤

【组成】 桂枝4.5克，芍药、生姜、炙甘草、麻黄、杏仁各3克，大枣2枚。

【用法】 上药水煎服。

【功效】 发汗解表，调和营卫。

【主治】 太阳病，如疟状，发热恶寒，热多寒少等症。

大青龙汤

《伤寒杂病论》

［东汉］张仲景

大青龙汤桂麻黄　杏草石膏姜枣藏

太阳无汗兼烦躁　风寒两解此为良

【组成】 麻黄12克，桂枝、炙甘草、杏仁各6克，石膏18克，生姜9克，大枣4枚。

【用法】 上药水煎服。

【功效】 发汗解表，清热除烦。

【主治】 外感风寒，不出汗而烦躁，身疼痛，脉浮紧。

小青龙汤

《伤寒杂病论》

［东汉］张仲景

小青龙汤治水气　喘咳呕哕渴利慰

姜桂麻黄芍药甘　细辛半夏兼五味

【组成】 麻黄、芍药、细辛、干姜、炙甘草、桂枝、半夏各9克，五味子6克。

【用法】 水煎温服。

【功效】 解表散寒，温肺化饮。

【主治】 外寒内饮。症见恶寒发热，无汗，胸痞喘咳，痰多而稀；或痰饮喘咳，不得平卧；或身体疼重，头面四肢水肿，舌苔白滑，脉浮者。

葛根汤

《伤寒杂病论》

［东汉］张仲景

葛根汤内麻黄襄　二味加入桂枝汤

轻可去实因无汗　有汗加葛无麻黄

【组成】 葛根 12 克，麻黄、生姜各 9 克，桂枝、炙甘草、芍药各 6 克，大枣 3 枚。

【用法】 水煎温服。

【功效】 发汗解表，濡润筋脉。

【主治】 外感风寒，筋脉失养。症见恶寒发热，头痛项强，无汗，苔薄白，脉浮紧。

升麻葛根汤

《小儿药证直诀》

［宋］钱　乙

升麻葛根汤钱氏　再加芍药甘草是
阳明发热与头痛　无汗恶寒均堪倚
亦治时疫与阳斑　痘疹已出慎勿使

【组成】 升麻、干葛、芍药、甘草各 3 克。

【用法】 水煎温服。

【功效】 解肌透疹，疏散风热。

【主治】 外感风热，麻疹初起未发或发而不透，身热头痛，无汗口渴，感冒发热，上呼吸道感染发热等。阳斑、痘疹已出者慎勿使。

九味羌活汤

《此事难知》引

［金元］王好古

九味羌活用防风　细辛苍芷与川芎
黄芩生地同甘草　三阳解表益姜葱
阴虚气弱人禁用　加减临时再变通

【组成】 羌活、防风、苍术各5克，细辛1．5克，川芎、白芷、生地黄、黄芩、甘草各3克。

【用法】 上药水煎服。

【功效】 发汗祛湿，兼清里热。

【主治】 外感风寒湿邪。恶寒发热，身体疼痛，肢节酸痛沉重，口苦微渴。舌苔薄白微腻，脉浮，流行性感冒，支气管炎，荨麻疹，痢疾，疟疾，疮疡初起。

神术散

《太平惠民和剂局方》

［宋］太平惠民和剂局

神术散用甘草苍　细辛藁本芎芷羌
各走一经祛风湿　风寒泄泻总堪尝
太无神术即平胃　加入菖蒲与藿香
海藏神术苍防草　太阳无汗代麻黄
若以白术易苍术　太阳有汗此为良

【组成】 苍术6克，川芎、白芷、羌活、藁本、细辛、炙甘草各3克，生姜3片。

【用法】 上药水煎服。

【功效】 散寒祛湿。

【主治】 外感风寒湿。症见恶寒发热，头痛无汗，鼻塞声重，身体疼痛，咳嗽头昏，以及大便泄泻等。

☆附　方

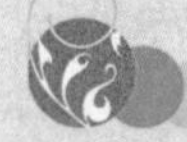

太无神术散

【组成】 苍术、厚朴各3克，陈皮6克，炙甘草4.5克，菖蒲、藿香各4.5克。

【用法】 上药水煎服。

【功效】 祛湿解表，理气和中。

【主治】 时行不正之气所引起的憎寒壮热，浑身疼痛，或头面轻度水肿。

海藏神术散

【组成】 苍术、防风各6克，炙甘草3克。

【用法】 加葱白、生姜同煎服。

【功效】 散寒除湿。

【主治】 内伤冷饮，外感寒邪，恶寒无汗等。本方较麻黄汤发汗力缓。

白术汤

【组成】 上方苍术换白术，不用葱白。

【用法】 上药水煎温服。

【功效】 内治伤冷饮，外感风邪，发热有汗之症。因苍术可发汗，白术能止汗，用时酌情选用。

麻黄附子细辛汤

《伤寒杂病论》

［东汉］张仲景

麻黄附子细辛汤　发表温经两法彰

若非表里相兼治　少阴反热曷能康

【组成】 麻黄6克，炮附子9克，细辛3克。

【用法】 水煎温服。

【功效】 助阳解表。

【主治】 少阴病始起，反发热，脉沉者。

人参败毒散

《类证活人书》

［宋］朱　肱

人参败毒茯苓草　枳桔柴前羌独芎
薄荷少许姜三片　四时感冒有奇功
去参名为败毒散　加入消风治亦同

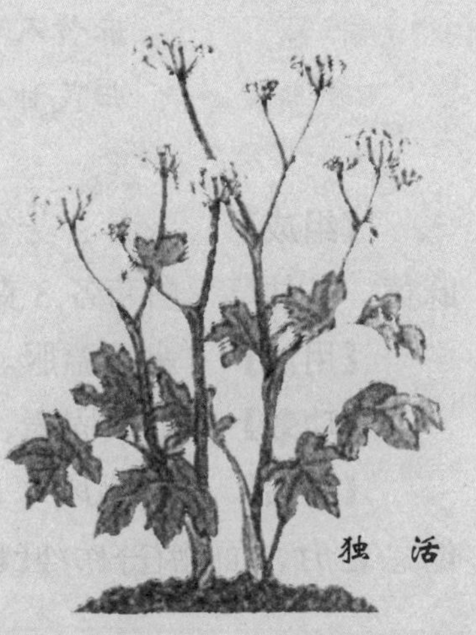

【组成】　人参、羌活、独活、柴胡、前胡、川芎、枳壳、桔梗、茯苓各9克，甘草5克。

【用法】　上药为末，每服6克，入生姜、薄荷煎。

【功效】　益气解表，发汗祛湿。

【主治】　气虚外感风寒湿邪。症见憎寒壮热，头项强痛，肢体酸痛，无汗，鼻塞声重，咳嗽有痰，胸膈痞满，舌淡苔白，脉浮而按之无力。

再造散

《伤寒六书》

［明］陶　华

再造散用参芪甘　桂附羌防芎芍参
细辛加枣煨姜煎　阳虚无汗法当谙

【组成】　黄芪6克，人参、桂枝、芍药、熟附、细辛、羌活、防风、川芎、煨生姜各3克，甘草1.5克。

【用法】　水煎温服。

【功效】　解表散寒，助阳益气。

【主治】 阳气虚弱，外感风寒。症见恶寒发热，热轻寒重，头痛肢冷，倦怠嗜卧，面色苍白，语言低微，舌淡苔白，脉沉无力，或浮大无力。

麻黄人参芍药汤

《脾胃论》

［金］李东垣

麻黄人参芍药汤　桂枝五味麦冬襄
归芪甘草汗兼补　虚人外感服之康

【组成】 人参、麦冬、五味子各1克，桂枝2克，黄芪、当归身、麻黄、炙甘草、白芍各3克。

【用法】 水煎温服。

【功效】 益气固表，散寒养血。

【主治】 外感风寒，脾胃虚弱。症见恶寒发热，无汗，心烦，倦怠乏力，面色苍白，吐血。

神白散

《卫生家宝方》

［宋］朱端章

神白散用白芷甘　姜葱淡豉合煎好
备急单煎葱白豉　风寒初起均能疗

【组成】 白芷9克，淡豆豉、葱白各6克，生姜、甘草各3克。

【用法】 水煎温服。

【功效】 解表散寒。

【主治】 外感风寒初起。症见恶寒发热，头痛无汗，舌苔薄白，脉浮。

☆附　方

葱豉汤

【组成】　葱白、淡豆豉各6克。

【用法】　水煎温服。

【功效】　发汗解表。

【主治】　伤寒初起，恶寒发热，头痛鼻塞，无汗等症。

十神汤

《太平惠民和剂局方》

［宋］太平惠民和剂局

十神汤里葛升麻　陈草芎苏白芷加
麻黄赤芍兼香附　感冒气滞效果佳

【组成】　葛根12克，升麻、陈皮、炙甘草、川芎、紫苏叶、白芷、麻黄、赤芍药、香附各6克。

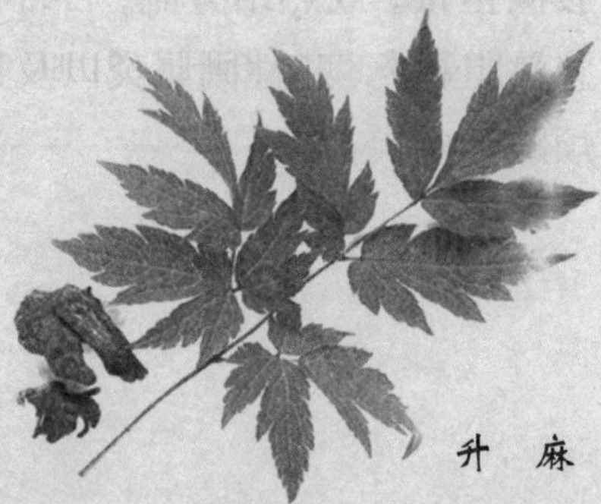
升　麻

【用法】　加生姜5片，连须葱白3茎，水煎温服。

【功效】　理气和中，解肌发表。

【主治】　感冒风寒，郁而化热。症见恶寒渐轻，身热增加，无汗头痛，口微渴，心烦，胸脘痞闷，不思饮食，舌苔薄白或薄黄，脉浮等。

三、攻里之剂
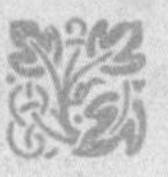

大承气汤

《伤寒杂病论》

［东汉］张仲景

大承气汤用芒硝　枳实厚朴大黄饶
救阴泻热功偏擅　急下阳明有数条

【组成】　大黄、枳实各12克，厚朴24克，芒硝6克。

【用法】　水煎分两次温服。

【功效】　峻下热结。

【主治】　阳明腑实证，手足汗出，矢气频频，大便不通，腹痛、腹满拒按，或热结旁流，舌苔黄燥起刺；或见神昏、痉狂等。急性肠梗阻、急性胆囊炎、急性阑尾炎以及某些热性病过程中出现的高热、神昏、惊厥、烦躁等症状。

小承气汤

《伤寒杂病论》

［东汉］张仲景

小承气汤朴实黄　谵狂痞硬上焦强
益以姜活名三化　卒中闭实可消详

【组成】　大黄12克，厚朴6克，枳实9克。

【用法】　水煎分两次服。

【功效】　轻下热结，消腹胀痛。

【主治】　阳明腑实为其主证。症见大便不通，谵语潮热，脘腹痞满，舌苔老黄，脉滑疾，痢疾初起，腹中胀痛，里急后重。

☆附　方

三化汤

【组成】　羌活、大黄（酒蒸）9克，厚朴、枳实各6克。

【用法】　上药水煎服。

【功效】　通便散风。

【主治】　类卒中外无表证、内有二便不通者。但体壮之人方可服用。

调胃承气汤

《伤寒杂病论》
［东汉］张仲景

调胃承气硝黄草　甘缓微和将胃保
不用朴实伤上焦　中焦燥实服之好

【组成】　大黄12克，芒硝10克，炙甘草6克。

【用法】　水煎温顿服。

【功效】　缓下热结。

【主治】　阳明腑实证。症见大便不通，恶热口渴，舌苔正黄，脉滑数，以及胃肠积热引起的发斑、口齿咽痛等。

木香槟榔丸

《儒门事亲》
［金］张从正

木香槟榔青陈皮　枳柏茱连棱术随
大黄黑丑兼香附　芒硝水丸量服之

一切实积能推荡　泻痢食疟用咸宜

【组成】 木香、槟榔、青皮、陈皮、广茂（莪术）、黄连各3克，黄柏、大黄各6克，香附子、牵牛各10克。

【用法】 研为细末，水调为丸，如小豆大，每服30丸（6克），食后生姜汤下。

【功效】 行气导滞，攻积泄热。

【主治】 痢疾、食积。症见赤白痢疾，里急后重；或食积内停，大便秘结，脘腹胀满，舌苔黄腻，脉沉实。

枳实导滞丸

《内外伤辨惑论》

［金］李东垣

枳实导滞首大黄　芩连曲术茯苓襄
泽泻蒸饼糊丸服　湿热积滞力能攘
若还后重兼气滞　木香导滞加槟榔

【组成】 大黄、枳实、神曲各9克，茯苓、黄芩、黄连、白术、泽泻各6克。

【用法】 上药研为细末，用蒸饼泡成糊，和药末做成梧桐子大药丸，每服50～90丸（6～9克），温水送下。

【功效】 消食导滞，清热祛湿。

【主治】 湿热食积。症见脘腹胀满，下痢泄泻，或大便秘结，小便短赤，舌苔黄腻，脉沉有力。

黄　芩

☆**附　方**

【组成】 大黄、枳实、神曲各9克，茯苓、黄芩、黄连、白术、泽泻各 6 克，木香、槟榔各适量。

【用法】 温水送服。

【功效】 消食导滞，清热祛湿。

【主治】 后重气滞的湿热积滞证。

温脾汤

《备急千金要方》

［唐］孙思邈

温脾附子与干姜　甘草当归硝大黄
寒热并行治寒积　脐腹绞结痛非常

【组成】 大黄 15 克，当归、干姜各 9 克，附子、人参、芒硝、甘草各 6 克。

【用法】 水煎分 3 次服。

【功效】 温补脾阳，泻下冷积。

【主治】 寒积腹痛。症见便秘腹痛，脐下绞痛，绕脐不止，手足欠温，苔白不渴，脉沉弦而迟。

蜜煎导法

《伤寒杂病论》

［东汉］张仲景

蜜煎导法通大便　或将猪胆灌肛中
不欲苦寒伤胃腑　阳明无热勿轻攻

【组成】 蜂蜜适量。

【用法】 将蜂蜜放在铜器内，用微火煎，时时搅和，不能发焦，等煎至可用手捻作时取下，稍候，乘热做成手指粗、两头尖、长二寸左右的锭状物。用时塞入肛门。

【功效】 润肠通便。

【主治】 大便燥结，阳明病之津液不足，感染性急性发热疾病及引起的便秘，特别适于体质虚弱者。

☆附　方

【组成】 大猪胆1枚，醋少许。

【用法】 将一细笔管修削干净，将一端磨滑，插入肛门，然后将已混好的胆汁灌入肛中。

【功效】 润肠通便。

【主治】 大便干结。

四、涌吐之剂

瓜蒂散

《伤寒杂病论》

［东汉］张仲景

瓜蒂散中赤小豆　或入藜芦郁金凑
此吐实热与风痰　虚者参芦一味勾
若吐虚烦栀子豉　剧痰乌附尖方透
古人尚有烧盐方　一切积滞功能奏

【组成】 瓜蒂、赤小豆各1克。

【用法】 将二药研为细末和匀，每次服1～3克，用豆豉9克煎汤送服。

【功效】 涌吐痰涎宿食，消痞除鲠。

【主治】 痰涎宿食，壅滞胸脘。症见胸中痞硬，懊侬不安，气上冲咽喉不得息，寸脉微浮者。

☆附　方

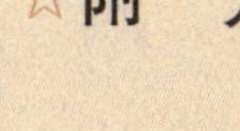

三圣散

【组成】　防风、瓜蒂各5克，藜芦或50克，或25克，或3克。

【用法】　研成细末，每次用热水煎服1克取吐。或用一方瓜蒂、郁金共研细末，用韭汁调服后，再用鹅翎探吐。

【功效】　涌吐风痰。

【主治】　卒中闭证，失音闷乱，口眼斜或不省人事，牙关紧闭，脉浮滑实者。

栀子豉汤

【组成】　栀子、香豉各9克。

【用法】　上药水煎服。

【功效】　清热除烦。

【主治】　身热懊侬，虚烦不眠，胸脘痞满、按之软而不硬，嘈杂似饥但不欲食，舌红、苔微黄者。

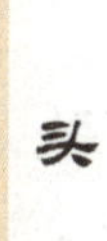

乌附尖方

【组成】　乌头和地浆水（在土地上掘一坑，将水倒入，搅拌后澄清，取上层清水即得，有解毒作用。）煎服。

【功效】　涌吐痰涎。

【主治】　寒痰食积，壅塞上焦者。

烧盐方

【组成】　食盐。

【用法】　将盐用开水调成饱和盐汤，每次服2000毫升，服后探吐，以吐尽宿食为度。

【功效】　涌吐宿食。

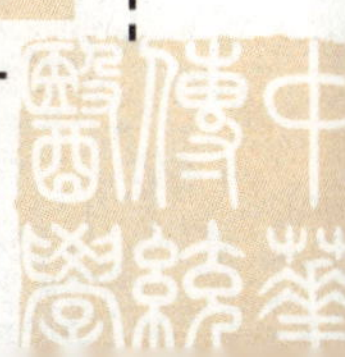

【主治】　宿食停滞，或干霍乱，欲吐不得吐，欲泻不得泻，心烦乱者。

稀涎散

《济生方》

［宋］严用和

稀涎皂角白矾班　或益藜芦微吐间
风中痰升人眩仆　当先服此通其关
通关散用细辛皂　吹鼻得嚏保生还

【组成】　猪牙皂角 15 克，白矾 30 克。

【用法】　上药共研为细末，每服 2 ~ 3 克，温水调下。

【功效】　祛风逐痰，涌吐开窍。

【主治】　卒中闭证。症见痰涎壅盛，喉中痰声漉漉，气闭不通，心神瞀闷，四肢不发，或倒仆不省，或口角斜，脉滑实有力者。

☆附　方

通关散

【组成】　皂角、细辛各等份。

【用法】　共研细末，吹入鼻中。

【功效】　通关开窍。

【主治】　突然昏倒，气闭不通的实证。

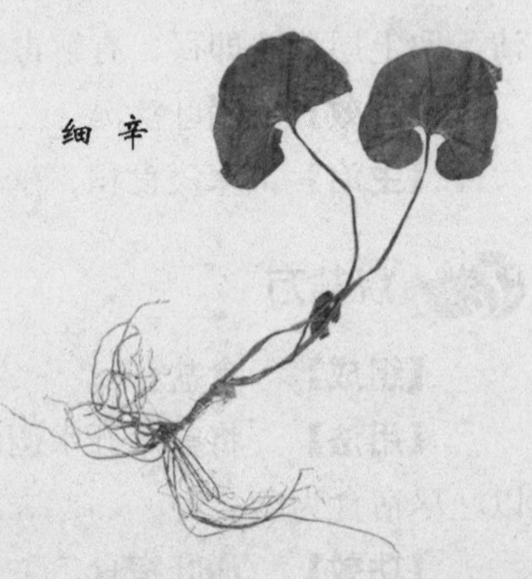

细辛

五、和解之剂

小柴胡汤

《伤寒杂病论》

［东汉］张仲景

小柴胡汤和解供　半夏人参甘草从

更用黄芩加姜枣　少阳百病此为宗

【组成】 柴胡12克，黄芩、人参、甘草、生姜、半夏各9克，大枣4枚。

【用法】 水煎分2次温服。

【功效】 和解少阳。

【主治】 伤寒少阳证。症见往来寒热，胸胁苦满不欲饮食，心烦喜呕，口苦，咽干，目眩，舌苔薄白，脉弦者；妇人伤寒，热入血室，以及疟疾、黄疸与内伤杂病而见少阳证者。

四逆散

《伤寒杂病论》

［东汉］张仲景

四逆散里用柴胡　芍药枳实甘草须

此是阳邪成郁逆　敛阴泄热平剂扶

【组成】 炙甘草、柴胡、芍药、枳实各6克。

【用法】 上药水煎服。

【功效】 透邪解郁，疏肝理脾。

【主治】 阳证热厥，手足厥逆，但上不过肘，下不过膝，久按则有微热，脉弦数，肝脾不和，腹中痛，或泄利下重。

黄连汤

《伤寒杂病论》

［东汉］张仲景

黄连汤内用干姜　半夏人参甘草藏
更用桂枝兼大枣　寒热平调呕痛忘

【组成】　黄连、炙甘草、桂枝、人参、干姜各3克，半夏9克，大枣4枚。

【用法】　上药水煎服。

【功效】　和胃降逆，寒热平调。

【主治】　伤寒，胸中有热，胃中有寒，腹中痛，欲呕吐者。

黄芩汤

《伤寒杂病论》

［东汉］张仲景

黄芩汤用甘芍并　二阳合利枣加烹
此方遂为治痢祖　后人加味或更名
再加生姜与半夏　前症皆呕此能平
单用芍药与甘草　散逆止痛能和营

【组成】　黄芩9克，芍药、甘草各6克，大枣4枚。

【用法】　上药水煎服。

【功效】　和中止痛，清肠止痢。

【主治】　泄泻或下痢脓血，身热不恶寒，心下痞，腹痛，口苦，舌红苔腻，脉弦数。

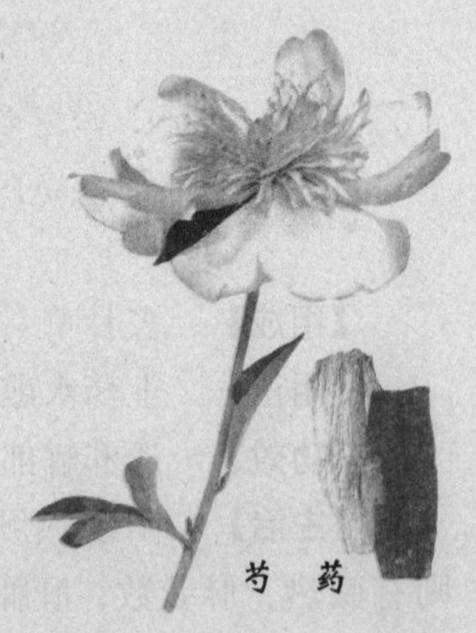
芍　药

☆附　方

黄芩加半夏生姜汤

【组成】　加半夏 9 克，生姜 3 片。

【用法】　上药水煎服。

【功效】　降逆止呕，清热止痢。

【主治】　黄芩汤症兼见呕吐痰水者。

芍药甘草汤

【组成】　芍药 9 克，甘草 6 克。

【用法】　上药水煎服。

【功效】　和营散逆，缓急止痛。

【主治】　胃气不和腹中痛，或发汗后脚挛急等。

逍遥散

《太平惠民和剂局方》

［宋］太平惠民和剂局

逍遥散用当归芍　柴苓术草加姜薄

散郁除蒸功最奇　调经八味丹栀着

【组成】　当归、茯苓、芍药、白术、柴胡各 9 克，炙甘草 4.5 克。

【用法】　加烧生姜 1 块切破，薄荷少许，水煎服。也可做丸剂，每日 2 次，每次 6 ~ 9 克。

【功效】　养血健脾，疏肝解郁。

【主治】　肝郁脾虚血虚。症见两胁作痛，头痛目眩，口燥咽干，神疲食少，或往来寒热，月经不调，乳房胀痛，脉弦而虚。

☆附　方

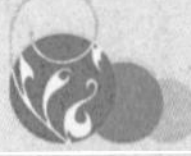

加味逍遥散

【组成】　柴胡、当归、白芍、茯苓、白术各 30 克，炙甘草 15 克，丹皮、栀子各适量。

【用法】　上药研为细末，制成小丸，服法同逍遥丸。

【功效】　养血舒肝，益气健脾，和胃清热。

【主治】　月经不调，经期吐衄。

藿香正气散

《太平惠民和剂局方》

［宋］太平惠民和剂局

藿香正气大腹苏　甘桔陈苓术朴俱

夏曲白芷加姜枣　感伤岚瘴并能驱

【组成】　大腹皮、白芷、紫苏、茯苓各 5 克，半夏曲、白术、陈皮、厚朴、苦桔梗各 10 克，藿香 15 克，炙甘草 12 克。

【用法】　加生姜 3 片，大枣 2 枚，水煎服。如作丸剂每服 6 ~ 9 克，每日 2 次。

【功效】　理气和中，解表化湿。

【主治】　外感风寒，内伤湿滞。症见发热恶寒，头痛，胸脘痞满闷胀，舌苔白腻，霍乱以及感受不正之气。

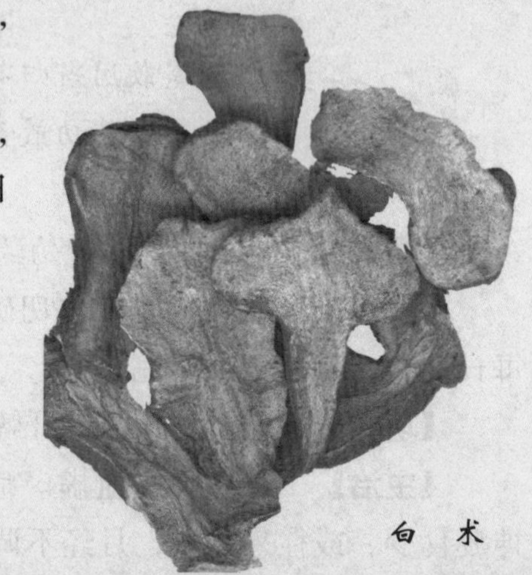

白术

六和汤

《太平惠民和剂局方》

［宋］太平惠民和剂局

六和藿朴杏砂呈　半夏木瓜赤茯苓
术参扁豆同甘草　姜枣煎之六气平
或益香薷或苏叶　伤寒伤暑用须明

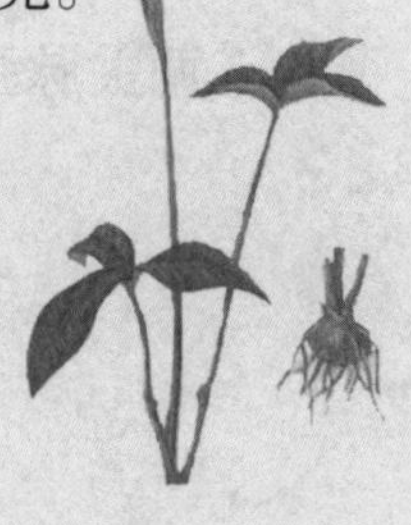

【组成】 砂仁、半夏、杏仁、人参、炙甘草各5克，赤茯苓、藿香叶、白扁豆、木瓜各10克，香薷、厚朴各15克。

【用法】 加生姜3片，大枣1枚，水煎服。

【功效】 健脾和胃，祛暑化湿。

【主治】 暑湿外袭，脾胃失和。症见霍乱吐泻，倦怠嗜卧，胸膈痞闷，头目昏痛，身体困倦，恶寒发热，口微渴，舌苔白滑者。

清脾饮

《济生方》

［宋］严用和

清脾饮用青朴柴　芩夏甘苓白术偕
更加草果姜煎服　热多阳疟此方佳

【组成】 青皮、厚朴、柴胡、黄芩、半夏、茯苓、白术、草果、甘草各6克。

【用法】 加生姜3片，于发作前2小时水煎服。

【功效】 化痰截疟，健脾祛湿，调和肝胆。

【主治】 疟疾湿痰内遏。症见热重寒轻，口苦心烦，胸膈满闷，小便黄赤，舌苔白腻，脉象弦滑数。

痛泻要方

《景岳全书》引

［明］刘草窗

痛泻要方陈皮芍　防风白术煎丸酌

补泻并用理肝脾　若作食伤医更错

【组成】 白术9克，白芍、防风各6克，陈皮4.5克。

【用法】 上药水煎服。

【功效】 腹痛泄泻，补脾疏肝。

【主治】 腹痛腹泻。症见肠鸣腹痛，大便泄泻，泻必腹痛，舌苔薄白，两关脉弦而缓。

六、表里之剂

大柴胡汤

《金匮要略》

［东汉］张仲景

大柴胡汤用大黄　枳实芩夏白芍将

煎加姜枣表兼里　妙法内攻并外攘

柴胡芒硝义亦尔　仍有桂枝大黄汤

【组成】 柴胡、生姜各15克，黄芩、芍药、枳实各9克，大黄6克，大枣5枚。

【用法】 水煎温服。

【功效】 内泻热结，和解少阳。

【主治】 少阳、阳明合病。症见往来寒热，胸胁苦满，呕吐不止，郁闷微烦，心下满痛或心下痞鞭，大便不解或协热下利，舌苔黄，脉弦有力。

☆附　方

柴胡加芒硝汤

【组成】　芒硝9克，柴胡、黄芩、半夏、生姜各3克，人参1克，炙甘草2克，大枣1枚。

【用法】　上药水煎服。

【功效】　和解少阳，内泻热结。

【主治】　小柴胡汤证，而有腹中坚、大便燥结之症。或治大柴胡汤证误用泻下，肠津已伤，而里实未解者。

桂枝加大黄汤

【组成】　大黄6克，桂枝、芍药、生姜各9克，炙甘草3克，大枣3枚。

【用法】　上药水煎服。

【功效】　内泻热结，外解太阳。

【主治】　太阳病误下后，邪陷太阴，表证未罢，腹满疼痛，大便燥结者。

防风通圣散

《宣明论方》

［金］刘完素

防风通圣大黄硝　荆芥麻黄栀芍翘
甘草芎归膏滑石　薄荷芩术力偏饶
表里交攻阳热盛　外科疡毒总能消

【组成】　防风、荆芥、连翘、麻黄、薄荷、川芎、当归、白芍、黑山栀、大黄、芒硝、白术各15克，石膏、黄芩、桔梗各30克，甘草60克，滑石90克。

薄　荷

【用法】　共研为粗末，每次9克，加生姜3片，水煎服。或作丸剂，每次6克，每日服2次。

【功效】　疏风解表，泻热通便。

【主治】　表里俱实，风热壅盛。症见憎寒壮热，头目昏眩，目赤睛痛，咽喉不利，口苦口干，胸膈痞闷，咳呕喘满，涕唾稠黏，大便秘结，小便赤涩。并治疮疡肿毒，肠风痔漏，丹斑瘾疹等。

五积散

《太平惠民和剂局方》

［宋］太平惠民和剂局

五积散治五般积　麻黄苍芷归芍芎
枳桔桂姜甘茯朴　陈皮半夏加姜葱
除桂枳陈余略炒　熟料尤增温散功
温中解表祛寒湿　散痞调经用各充

【组成】　白芷、川芎、炙甘草、茯苓、当归、肉桂、芍药、半夏各90克，陈皮、枳壳、麻黄各180克，苍术720克，干姜、厚朴各120克，桔梗360克。

【用法】　研成粗末，每服9克，加生姜3片，葱白三茎同煎热服。或按用量比例水煎服。

【功效】　顺气化痰，解表温里，活血消积。

【主治】　内伤生冷，外感风寒。症见身热无汗，头痛身疼，项背拘急，胸满恶食，呕吐腹痛，以及妇女气血不和、心腹疼痛、月经不调等。

☆附　方

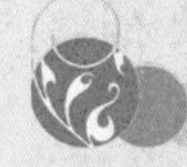

熟料五积散

【组成】　白芷、川芎、炙甘草、茯苓、白术、白芍、半夏各90克，麻黄（去根皮）180克，苍术720克，厚朴、干姜各20克，桔梗360克，加生姜3片，葱白3茎。

【用法】　将上药研成细末，每服9克，炒成黄色。

【功效】　温散之性更强。

【主治】　项背拘急，胸满恶食，活血调经，养血散寒，理气和中。

三黄石膏汤

《伤寒六书》

［明］陶　华

三黄石膏芩柏连　栀子麻黄豆豉全

姜枣细茶煎热服　表里三焦热盛宣

【组成】　石膏30克，黄连、黄柏、黄芩各6克，香豉、栀子、麻黄各9克，生姜3片，大枣1枚，细茶叶1撮。

【用法】　上药水煎服。

【功效】　发汗解表，清热解毒。

【主治】　伤寒温毒，狂叫欲走，壮热无汗，面赤鼻干，身体沉重拘急，牙齿干燥，神昏谵语，脉滑数或发斑，重型感冒、流感、斑疹伤寒等高热无汗者也可用，亦可用于急性传染性肝炎而身热黄疸者，可加茵陈、龙胆草等。

葛根黄芩黄连汤

《伤寒杂病论》

［东汉］张仲景

葛根黄芩黄连汤　甘草四般治二阳
解表清里兼和胃　喘汗自利保平康

【组成】 葛根 9 克，炙甘草、黄芩、黄连各 6 克。

【用法】 上药水煎服。

【功效】 发散肌表，解表清热。

【主治】 表证未解，热邪入里。症见身热，下利臭秽，肛门灼热，胸脘烦热，口干作渴，喘而汗出，苔黄，脉数。

参苏饮

《易简方》

［宋］王　硕

参苏饮内用陈皮　枳壳前胡半夏宜
干葛木香甘桔茯　内伤外感此方推
参前若去芎柴入　饮号芎苏治不差
香苏饮仅陈皮草　感伤内外亦堪施

【组成】 人参、苏叶、葛根、前胡、半夏、茯苓各 6 克，陈皮、甘草、桔梗、枳壳、木香各 4 克，姜 3 片，枣 3 枚。

【用法】 上药水煎服。

【功效】 益气解表，宣肺化痰。

【主治】 虚人外感风寒，内有痰饮。症见恶寒发热，无汗，头痛，鼻塞，咳嗽痰白，胸膈满闷，倦怠无力，气短懒言，舌苔白，脉弱。

☆附　方

芎苏饮

【组成】　苏叶、葛根、半夏、茯苓各6克，陈皮、甘草、桔梗、枳壳、木香各4克，川芎、柴胡各适量。

【用法】　上药水煎服。

【功效】　散风止痛，理气解表。

【主治】　感受风寒，外有发热头痛恶寒，内有咳嗽吐痰等。

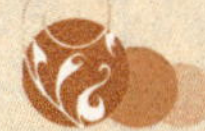

香苏饮

【组成】　香附、紫苏叶各12克，炙甘草3克，陈皮6克。

【用法】　加姜葱，水煎服。

【功效】　理气解表。

【主治】　四时感冒，头痛发热，或兼内伤、胸膈满闷、嗳气、不欲饮食等。

茵陈丸

《千金翼方》

［唐］孙思邈

茵陈丸用大黄硝　鳖甲常山巴豆邀
杏仁栀豉蜜丸服　汗吐下兼三法超
时气毒疠及疟痢　一丸两服量病调

【组成】　茵陈、芒硝、鳖甲、栀子、豆豉各60克，大黄1.5克，常山、杏仁各90克，巴豆30克。

【用法】　研成细末，用白蜜做成梧桐子大丸剂，每服1丸。药后或吐，或下，或汗，即停服；若服后无效，可酌加用量。

【功效】　攻下涌吐，发表散邪，泄热荡实。

【主治】　时行黄疸、疟疾、赤白下痢等，属里实兼表证者。

大羌活汤

《此事难知》

［元］王好古

大羌活汤即九味　己独知连白术暨
散热培阴表里和　伤寒两感差堪慰

【组成】　防己、独活、羌活、黄连、苍术、炙甘草、白术、防风、细辛、黄芩各 9 克，知母、川芎、生地各 30 克。

【用法】　共研为粗末，水煎服。

【功效】　清热养阴，发汗解表，散风寒湿。

【主治】　表里双感。头痛发热无汗，四肢关节酸痛，项背强痛，口干烦满而渴，舌苔白腻，脉浮或滑，也可用于重感冒及流行性感冒发热，风湿性关节炎疼痛者。老弱孕妇慎用。

七、消补之剂

平胃散

《太平惠民和剂局方》

［宋］太平惠民和剂局

平胃散是苍术朴　陈皮甘草四般药
除湿散满驱瘴岚　调胃诸方从此扩
或合二陈或五苓　硝黄麦曲均堪着

若合小柴名柴平　煎加姜枣能除疟

又不换金正气散　即是此方加夏藿

【组成】　苍术15克，厚朴、陈皮各9克，甘草4克。

【用法】　上药共研细末，每次服用6克，加生姜2片、大枣2枚同煎，去姜枣，饭前服。或生姜、大枣煎汤送下。

【功效】　行气和胃，燥湿运脾。

【主治】　湿滞脾胃。症见脘腹胀满，不思饮食，口淡无味，呕吐泄泻，嗳气吞酸，肢体沉重，怠懒嗜卧，舌苔白腻而厚，脉缓等。常服可调气暖胃，化宿食，消痰饮，辟风寒冷湿四时非节之气。

☆附　方

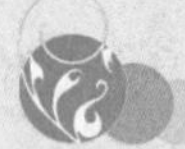

平陈汤

【组成】　半夏、橘红各15克，白茯苓9克，炙甘草5克，陈皮、苍术各适量。

【用法】　上药水煎服。

【功效】　理气化痰，燥湿健脾。

【主治】　脾胃不和，痰湿中阻，胸膈痞闷，不思饮食，恶心呕吐，咳嗽等。

胃苓汤

【组成】　猪苓、茯苓、泽泻、白术、桂枝各适量。

【用法】　水煎服。每次服6～9克，每日2次，温开水送下。

【功效】　行气利水，祛湿和胃。

【主治】　夏秋之间，停饮夹食、脾胃伤湿、水肿泄泻的实证。

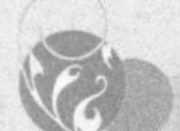

柴平汤

【组成】　即本方合小柴胡汤。

【用法】 上药水煎服。

【功效】 祛湿和胃，和解少阳。

【主治】 湿疟（疟疾夹有湿邪的病证）。症见一身尽痛，手足沉重，寒多热少，脉濡等。

不换金正气散

【组成】 即本方加藿香、半夏，等份为末。

【用法】 每次服6～9克，用生姜3片、大枣2枚同煎，去渣，食前稍热服。

【功效】 和胃止呕，行气化湿。

【主治】 四时伤寒瘴疫时气（感受四时不正之气），腰背拘急，咳嗽痰涎，霍乱吐泻等证。

保和丸

《丹溪心法》

［元］朱丹溪

保和神曲与山楂　苓夏陈翘菔子加
曲糊为丸麦汤下　亦可方中用麦芽
大安丸内加白术　消中兼补效堪夸

【组成】 山楂90克，神曲30克，半夏、茯苓各45克，陈皮、连翘、炒莱菔子各15克。

【用法】 上药研成细末，用神曲煮糊和丸如梧桐子大，每次服6～9克，用炒麦芽煎汤送下。也可将麦芽30克研末，和在丸药内。或作汤剂，水煎服。

【功效】 清热利湿，消食和胃。

【主治】 一切食积。症见脘腹痞满胀痛，恶食呕吐，嗳腐吞酸，或大便泄泻，舌苔厚腻，脉滑等。

☆**附　方**

大安丸

【组成】 白术60克，山楂90克，炒神曲、茯苓、半夏各30克，陈皮、炒莱菔子、连翘各15克。

【用法】 上药共研为细末，水煎服。

【功效】 消食健脾。

【主治】 饮食不消，气虚邪微，以及小儿食积兼脾虚者。大安丸较保和丸多白术一味，消中兼补，即消食中兼有健脾之功，适用于食积兼有脾虚者，对于小儿食积用之尤宜。而保和丸但消不补，宜于食积内停、正气未伤者。

健脾丸

《医方集解》

［清］汪　昴

健脾参术与陈皮　枳实山楂麦蘖随
曲糊作丸米饮下　消补兼行胃弱宜
枳术丸亦消兼补　荷叶烧饭上升奇

【组成】 人参、土炒白术、陈皮、炒麦芽各60克，山楂45克，炒枳实90克。

【用法】 上药共研为细末，用神曲煮糊做成丸药，如梧桐子大，每次服9克，用米汤或温开水送下。

【功效】 健脾消食，导滞泻热。

【主治】 脾胃虚弱，饮食内停。症见食少难消，脘腹痞闷，体倦少气。

☆附　方

枳术丸

【组成】　枳实30克，白术60克。

【用法】　二药同研为极细末，用荷叶裹包陈米烧饭为丸，如梧桐子大，每次服6～9克，白开水送下。

【功效】　健脾消痞。

【主治】　脾虚气滞，饮食停聚。症见胸脘痞满，不思饮食。

参苓白术散

《太平惠民和剂局方》

［宋］太平惠民和剂局

参苓白术扁豆陈　山药甘莲砂薏仁
桔梗上浮兼保肺　枣汤调服益脾神

【组成】　人参、茯苓、白术、陈皮、山药、炙甘草各1000克，白扁豆750克，莲子肉、砂仁、薏苡仁、桔梗各500克。

【用法】　上药共研为细末，每次服6克，用大枣煎汤送下。

【功效】　渗湿止泻，益气健脾，兼补肺。

【主治】　脾胃虚弱夹湿。症见饮食减少，四肢乏力，便溏，或泻，或吐，形体消瘦，胸脘闷胀，舌苔白腻，脉细缓或虚缓等。

枳实消痞丸

《兰室秘藏》

［金］李东垣

枳实消痞四君全　麦芽夏曲朴姜连
蒸饼糊丸消积满　清热破结补虚痊

【组成】 枳实、黄连各15克，半夏曲、人参各9克，白术、茯苓、炙甘草、麦芽各6克，干姜3克，厚朴12克。

【用法】 上药共研细末，用汤浸蒸饼成糊与药末和匀做成如梧桐子大的丸药，每次服6～9克，温开水送下，每日2次。亦可做汤剂，水煎服。

【功效】 消痞除满，健脾和胃。

【主治】 寒热互结，脾虚气滞。症见心下痞满，不欲饮食，或胸腹痞胀，倦怠乏力，食少不化，大便不调等。

鳖甲饮子

《重订严氏济生方》

［宋］严用和

鳖甲饮子治疟母　甘草芪术芍芎偶
草果槟榔厚朴增　乌梅姜枣同煎服

【组成】 鳖甲（醋炙）、白术（土炒）、川芎（酒炒）、白芍、槟榔、草果、厚朴、陈皮、甘草各9克，黄芪5克，生姜3片，大枣1枚，乌梅少许。

【用法】 上药水煎服。

【功效】 软坚散结，行气活血，祛湿消瘕。

【主治】 疟母。症见疟疾日久不愈，胁腹胀痛，胁下结块；瘕积结于胁下，腹中疼痛，肌肉消瘦，饮食减少，疲乏无力等。

葛花解酲汤

《兰室秘藏》

［金］李东垣

葛花解酲香砂仁　二苓参术蔻青陈
神曲干姜兼泽泻　温中利湿酒伤珍

【组成】 葛花、砂仁、白豆蔻仁各15克，木香、白茯苓、猪苓、人参、陈皮各5克，青皮9克，白术、神曲、干姜、泽泻各6克。

【用法】 上药共研为极细末和匀，每次用白开水调服。

【功效】 理气健脾，分消酒湿。

【主治】 湿伤脾胃，饮酒过度。症见胸膈痞闷，眩晕呕吐，饮食减少，身体疲倦，小便不利，或泄泻。

八、理气之剂

补中益气汤

《脾胃论》

［金］李东垣

补中益气芪术陈　升柴参草当归身
虚劳内伤功独擅　亦治阳虚外感因
木香苍术易白术　调中益气畅脾神

【组成】 黄芪13克，炙甘草5克，人参、白术、当归身各9克，陈皮、升麻、柴胡各6克。

【用法】 上药切碎，水煎1次，去渣，空腹稍热服。

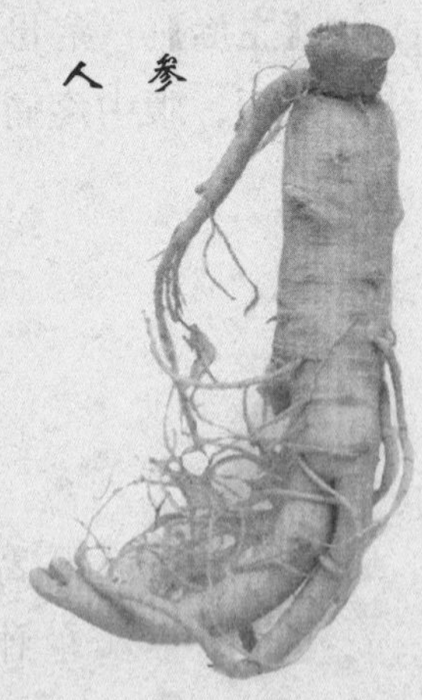

【功效】 补中益气，升阳固表。

【主治】 脾胃气虚。症见饮食减少，少气懒言，体倦肢软，面色白，大便稀溏，脉大而虚软，气虚发热；症见身热，自汗，渴喜温饮，气短乏力，舌淡，脉虚大无力等。尚可见头痛恶寒，动即气喘，气虚下陷；症见脱肛，子宫脱垂，久泻久痢，便血崩漏等。

☆附　方

调中益气汤

【组成】　即本方去白术、当归身，加木香6克，苍术9克。

【用法】　上药水煎服。

【功效】　调中祛湿，益气健脾。

【主治】　胸满短气，脾胃不调，饮食减少，四肢倦怠，口不知味，食后呕吐等症。

乌药顺气汤

《济生方》

［宋］严用和

乌药顺气芎芷姜　橘红枳桔及麻黄

僵蚕炙草姜煎服　中气厥逆此方详

【组成】　乌药、橘红各6克，麻黄（去根节）、川芎、白芷、枳壳、桔梗各4克，炮姜、僵蚕、炙甘草各2克，生姜3片，大枣1枚。

桔梗

【用法】　上药水煎服。

【功效】　顺通气机，祛风化痰。

【主治】　中气证。症见突然昏厥，不知人事，牙关紧闭，四肢逆冷，脉沉伏等。或卒中而见遍身顽麻，骨节疼痛，步履艰难，语言謇涩，口眼斜，喉中气急有痰者。

越鞠丸

《丹溪心法》

［元］朱丹溪

越鞠丸治六般郁　气血痰火湿食因

芎苍香附兼栀曲　气畅郁舒痛闷伸

又六郁汤苍芎附　甘苓橘半栀砂仁

【组成】 川芎、苍术、香附、栀子、神曲各等份。

【用法】 上药共研细末，用水做成丸药如绿豆大，每次服6～9克，温开水送下。

【功效】 舒肝理脾，行气解郁。

【主治】 六郁证。症见胸膈痞闷，嗳腐吞酸，脘腹胀痛，恶心呕吐，饮食不消等。

☆附　方

六郁汤

【组成】 川芎、醋炒香附、赤茯苓、橘红、制半夏、山栀各3克，苍术、砂仁、甘草各1.5克。

【用法】 诸药切细，作一服，加生姜3片，水煎服。

【功效】 祛湿化痰，行气解郁。

【主治】 与越鞠丸相同。

苏子降气汤

《太平惠民和剂局方》

［宋］太平惠民和剂局

苏子降气橘半归　前胡桂朴草姜依

下虚上盛痰嗽喘　亦有加参贵合机

【组成】 紫苏子、制半夏各9克，川当归、橘红各6克，前胡、厚朴各6克，肉桂3克，炙甘草6克。

【用法】 上药共研成细末，每次用6～9克，加生姜3片同煎温服。

【功效】 祛痰止咳，降气平喘。

【主治】 上实下虚。症见痰涎壅盛，胸膈满闷，喘咳短气，或腰疼脚软、肢体倦怠，或肢体水肿，舌苔白滑或白腻等。

四七汤

《三因极一病证方论》

［宋］陈　言

四七汤理七情气　半夏厚朴茯苓苏

姜枣煎之舒郁结　痰涎呕痛尽能纾

又有局方各四七　参桂夏草妙更殊

【组成】 半夏15克，厚朴9克，茯苓12克，紫苏叶6克。

【用法】 上药切碎，加水煎服。

【功效】 降逆化痰，行气解郁。

【主治】 痰涎结聚，七情气郁。症见咽中如有物阻，咯吐不出，吞咽不下，胸满喘急，或咳或呕，或攻冲作痛。

☆附　方

局方四七汤

【组成】 人参、肉桂、炙甘草各30克，半夏150克。

【用法】 共研粗末，每次服9克，加生姜3片，同煎温服。

【功效】 散结化痰，温中解郁。

【主治】 痰涎结聚，七情气郁，虚冷上气。症见心腹绞痛，膨胀喘急，不思饮食等。

四磨汤

《济生方》

［宋］严用和

四磨亦治七情侵　人参乌药及槟沉
浓磨煎服调逆气　实者枳壳易人参
去参加入木香枳　五磨饮子白酒斟

【组成】 人参、乌药、槟榔、沉香各等份。

【用法】 上药磨浓汁后和水煎三四沸，温服。

【功效】 降逆宽胸，行气疏肝，兼益气。

【主治】 肝气郁结，七情所伤，气逆不降。症见胸膈烦闷，上气喘急，心下痞满，不思饮食等。

☆**附　方**

五磨饮子

【组成】 即本方去人参，加木香、枳实各3克。

【用法】 用白酒磨汁服。

【功效】 行气降逆。

【主治】 大怒暴厥（即因大怒而致气闭假死的“气厥证”），或七情郁结等。症见心腹胀痛，或走注攻痛。

旋覆代赭汤

《伤寒杂病论》

［东汉］张仲景

旋覆代赭用人参　半夏甘姜大枣临
重以镇逆咸软痞　痞硬噫气力能禁

【组成】 旋覆花9克，代赭石6克，人参6克，半夏9克，炙甘草6克，生姜12克，大枣4枚。

【用法】 代赭石打碎先煎（20分钟），再放入余6味药，旋覆花布包煎，用水煎服，分3次温服。

【功效】 益气和胃，降气化痰。

【主治】 痰浊内阻，胃气虚弱。症见心下痞硬，噫气不除，舌苔白滑，脉弦而虚等。

正气天香散

《心印绀珠经》

［元］李汤卿

绀珠正气天香散　香附干姜苏叶陈
乌药舒郁兼除痛　气行血活经自匀

【组成】 香附240克，乌药、紫苏叶、干姜、陈皮各30克。

【用法】 上药研成细末，水煎服。

【功效】 调经止痛，行气解郁。

【主治】 女子肝郁气滞，郁气上冲心胸之间。症见胁肋刺痛，月经不调，乳房胀痛等。

橘皮竹茹汤

《济生方》

［宋］严用和

橘皮竹茹治呕呃　参甘半夏枇杷麦
赤茯再加姜枣煎　方由金匮此加辟

【组成】 橘皮、竹茹、制半夏、枇杷叶、麦冬、赤茯苓各30克，人参、甘草各15克，生姜5片，大枣3枚。

【用法】 上药共研粗末，每次用12克，去滓温服，不拘时候。

【功效】　清热和胃，降逆止呃。

【主治】　胃虚有热。症见口渴、干呕呃逆等。

丁香柿蒂汤

《症因脉治》

［明］秦景明

丁香柿蒂人参姜　呃逆因寒中气戕
济生香蒂仅二味　或加竹橘用皆良

【组成】　丁香 6 克，柿蒂 7 克，人参 3 克，生姜 6 克。

【用法】　上药水煎服。

【功效】　益气和胃，温中降逆。

【主治】　胃气虚寒。症见呃逆不已，胸痞脉迟等。

☆附　方

柿蒂汤

【组成】　丁香、柿蒂各 30 克。

【用法】　两药共研为末，每次服 12 克，加生姜 5 片，水煎服。

【功效】　温中降逆。

【主治】　呃逆不止，胃寒气郁。

丁香柿蒂竹茹汤

【组成】　丁香 3 克，柿蒂、竹茹各 9 克，橘红 3 克。

【用法】　上药水煎服。

【功效】　温中降逆，化痰和胃。

【主治】　胃寒气郁有痰之呃逆。丁香柿蒂竹茹汤即柿蒂汤加竹茹、橘红而成。二方均可治胃寒气郁之呃逆，都有良好的效果。不同点在于丁香柿蒂竹茹汤兼有化痰之功，故对气郁有痰之呃逆更为合适。

定喘汤

《摄生众妙方》

［明］张时彻

定喘白果与麻黄　款冬半夏白皮桑
苏杏黄芩兼甘草　肺寒膈热喘哮尝

【组成】　白果9克，麻黄、款冬花、半夏、桑白皮各9克，苏子6克，杏仁、黄芩各6克，甘草3克。

【用法】　上药水煎服。

【功效】　祛痰平喘，宣肺定喘。

【主治】　痰热内蕴，风寒外束。症见哮喘咳嗽，痰多气急，痰稠色黄，或有恶寒发热，舌苔黄腻，脉滑数。

九、理血之剂

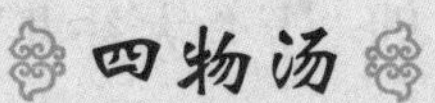

四物汤

《太平惠民和剂局方》

［宋］太平惠民和剂局

四物地芍与归芎　血家百病此方通
八珍合入四君子　气血双疗功独崇
再加黄芪与肉桂　十全大补补方雄
十全除却芪地草　加粟煎之名胃风

【组成】　熟地黄、当归、白芍、川芎各9克。

【用法】 上药研为粗末，每次 9 克，水煎去渣，空腹热服。

【功效】 滋阴养血，补血调血，行瘀通滞。

【主治】 营血虚滞。症见心悸失眠，头晕目眩，唇爪无华，妇女月经不调，量少或经闭不行，脐腹作痛，舌质淡，脉细弦或细涩。

☆附　方

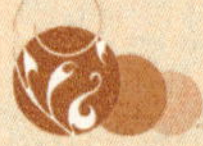

八珍汤

【组成】 即本方合四君子汤（人参、白术、茯苓、甘草）。

【用法】 加生姜 3 片，大枣 2 枚，水煎服或制成蜜丸，每次服 9 克，每日 2 次，温开水送下。

【功效】 补益气血。

【主治】 气血两虚。症见面色苍白或萎黄，头晕眼花，四肢倦怠，心悸怔忡，气短懒言，食欲减退，舌质淡，苔薄白，脉细虚。

十全大补汤

【组成】 人参 8 克、白术 10 克、茯苓 8 克、炙甘草 5 克、熟地 15 克、当归 10 克、白芍药 8 克、川芎 5 克、黄芪 15 克、肉桂 6 克。

【用法】 上药研为粗末，每次服 6 克，加生姜 3 片、大枣 2 枚同煎，不拘时候温服。（制成蜜丸，即“十全大补丸”，每次服 9 克，每日服 2 次，温开水送下。）

【功效】 助阳固卫，气血双补。

【主治】 气血不足，食少遗精，虚劳咳嗽，腰膝无力，疮疡不敛，妇女崩漏等。

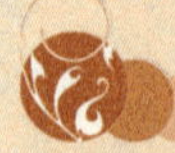

胃风汤

【组成】 粟米 100 粒，人参 8 克，白术 10 克，茯苓 8 克，当归 10 克，白芍 8 克，川芎 5 克，肉桂 6 克（研成粗末），生姜 3 片，大枣 2 枚。

【用法】 上药水煎服。

【功效】 温胃祛风，益气补血。

【主治】 胃肠虚弱，风冷乘虚侵入，客于肠胃。症见大便泄泻，完谷不化，或大便下血等。

人参养荣汤

《太平惠民和剂局方》

［宋］太平惠民和剂局

人参营养即十全　除却川芎五味联
陈皮远志加姜枣　脾肺气血补方先

【组成】 白芍药90克，当归30克，陈皮30克，黄芪30克，桂心30克，人参30克，白术30克，炙甘草30克，熟地黄20克，五味子20克，茯苓20克，远志15克。

【用法】 上药研成粗末，每次用12克，加生姜3片、大枣2枚同煎，去渣温服。

【功效】 养心安神，益气补血。

【主治】 脾肺气虚，积劳虚损，营血不足。症见呼吸少气，行动喘息，心虚惊悸，咽干唇燥，饮食无味，体倦肌瘦，身热自汗，毛发脱落等。

归脾汤

《济生方》

［宋］严用和

归脾汤用术参芪　归草茯神远志随
酸枣木香龙眼肉　煎加姜枣益心脾
怔忡健忘俱可却　肠风崩漏总能医

远 志

【组成】 白术30克，人参15克，黄芪30克，当归15克，炙甘草8克，茯神30克，远志15克，酸枣仁30克，木香15克，龙眼肉30克。

【用法】 上药切碎，研成粗末，每次用12克，加生姜5片、大枣1枚水煎，去渣温服。

【功效】 健脾养心，益气补血。

【主治】 劳伤心脾，思虑过度，心脾两虚，气血不足。症见心悸怔忡，健忘不眠，盗汗虚热，食少体倦，面色萎黄，舌质淡，苔薄白，脉细缓；脾虚不能统血。症见便血、崩漏，妇女月经超前，量多色淡，或淋漓不止，或带下等。

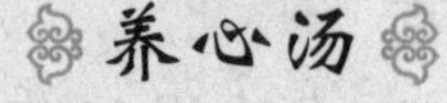

养心汤

《仁斋直指方论》

[宋]杨 倓

养心汤用草芪参　二茯芎归柏子寻
夏曲远志兼桂味　再加酸枣总宁心

【组成】 炙甘草12克，炙黄芪、白茯苓、茯神、川芎、当归、半夏曲各15克，人参、柏子仁、远志、肉桂、五味子、酸枣仁各3克。

【用法】 上药共研为粗末，每次用9克，加生姜5片、大枣2枚水煎服。

【功效】 补血养心。

【主治】 心虚血少。症见心神不宁、怔忡惊惕等。

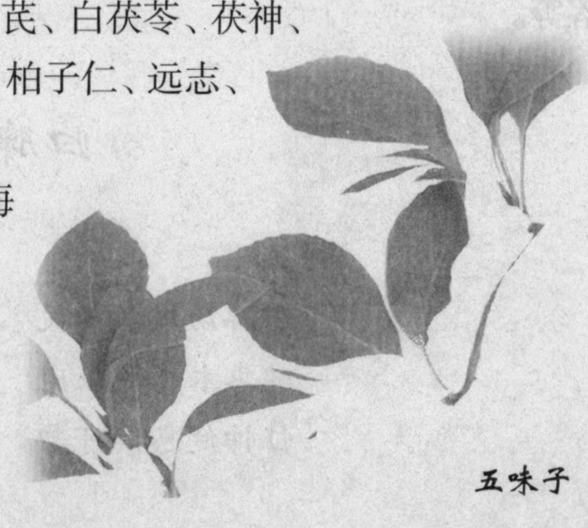

五味子

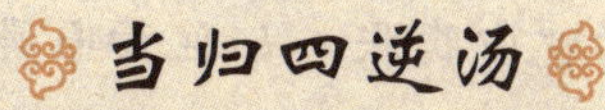

当归四逆汤

《伤寒杂病论》

［东汉］张仲景

当归四逆桂枝芍　细辛甘草木通着
再加大枣治阴厥　脉细阳虚由血弱
内有久寒加姜茱　发表温中通经脉
不用附子及干姜　助阳过剂阴反灼

【组成】 当归12克，桂枝、芍药各9克，细辛1.5克，炙甘草5克，木通3克，大枣8枚。

【用法】 上药水煎，分3次温服。

【功效】 养血复脉，温经散寒。

【主治】 阳气不足而又血虚，外受寒邪。症见手足厥冷，舌淡苔白，脉细欲绝或沉细。亦可治寒入经络而致腰、股、腿、足疼痛。

☆**附　方**

当归四逆加吴茱萸生姜汤

【组成】 当归12克，桂枝、芍药各9克，细辛1.5克，炙甘草、吴茱萸各5克，木通3克，大枣8枚，生姜15克。

【功效】 温中散寒，养血通脉。

【主治】 平素胃中有寒，经脉受寒，阳虚血弱。症见手足厥寒，脉细欲绝等。

桃仁承气汤

《伤寒杂病论》

［东汉］张仲景

桃仁承气五般奇　甘草硝黄并桂枝

热结膀胱少腹胀　如狂蓄血最相宜

【组成】　桃仁、大黄各 12 克，炙甘草、芒硝、桂枝各 6 克。

【用法】　上药水煎，分 3 次温服。芒硝宜溶服。

【功效】　破血下瘀。

【主治】　下焦蓄血。症见少腹急结（即感拘急胀满），小便自利，大便色黑，谵语烦渴，甚则其人如狂，脉沉实或涩等。

犀角地黄汤

《备急千金要方》

［唐］孙思邈

犀角地黄芍药丹　血升胃热火邪干

斑黄阳毒皆堪治　或益柴芩总伐肝

【组成】　犀角 1.5 ~ 3 克，生地黄 30 克，芍药 12 克，牡丹皮 9 克。

【用法】　上药水煎，分 3 次服。

【功效】　清热解毒，凉血散瘀。

【主治】　伤寒温病，热入血分证。症见身热谵语，昏狂发斑，斑色紫黑，舌绛起刺，脉细数；热伤血络，迫血妄行。症见吐血、衄血、便血、溲血（尿血），舌红绛，脉数等；蓄血留瘀。症见善忘如狂，漱水不欲咽，大便色黑易解等。

咯血方

《丹溪心法》

［元］朱丹溪

咯血方中诃子收　瓜蒌海石山栀投

青黛蜜丸口噙化　咳嗽痰血服之瘳

【组成】　青黛 6 克，诃子 6 克，瓜蒌仁 9 克，海石 9 克，炒山栀 9 克。

【用法】 上味药共研为细末，用白蜜和生姜汁做成丸，含在口中化服。

【功效】 化痰止咳，清肝宁肺。

【主治】 肝火灼肺之咯血证。症见咳嗽痰稠带血，咯吐不爽，心烦易怒，胸胁作痛，颊赤便秘，舌红苔黄，脉弦数等。

秦艽白术丸

《兰室秘藏》

［金］李东垣

秦艽白术丸东垣　归尾桃仁枳实攒
地榆泽泻皂角子　糊丸血痔便艰难
仍有苍术防风剂　润血疏风燥湿安

【组成】 秦艽、桃仁、皂角子烧存性各 30 克，白术、当归尾、枳实、泽泻各 15 克，地榆 9 克。

【用法】 上药共研细末，和桃仁泥研匀，煎熟汤打面糊为丸，如芡实大，每次服 9 ~ 12 克，空腹白开水送下。

【功效】 疏风活血，润燥通便，止血。

【主治】 血痔、痔漏。症见有脓血，大便燥结，痛不可忍等。

☆**附　方**

秦艽苍术汤

【组成】 秦艽、桃仁、皂角子各 3 克，苍术、防风各 2 克，黄柏 1.5 克，当归尾、泽泻各 1 克，槟榔 0.3 克，大黄 0.5 克。

【用法】 上药共为粗末，水煎服。

【功效】 活血止痛，疏风祛湿。

【主治】 痔疮、痔漏，大便秘结疼痛。

秦艽防风汤

【组成】 秦艽、防风、当归身、白术各4.5克，炙甘草、泽泻各1.8克，黄柏1.5克，大黄、橘皮各1克，柴胡、升麻各0.6克，桃仁6克，红花3克。**【用法】**上药共为粗末，水煎服。

【功效】 活血止痛，疏风清热。

【主治】 痔漏，大便时疼痛。

槐花散

《本事方》

［宋］许叔微

槐花散用治肠风　侧柏黑荆枳壳充
为末等分米饮下　宽肠凉血逐风功

【组成】 槐花12克，侧柏叶12克，荆芥穗6克（炒黑），枳壳6克。

【用法】 上药研成细末，用清米汤调服6克，饭前空腹服。若作汤剂，水煎服。

【功效】 疏风理气，清肠止血。

【主治】 肠风脏毒下血。症见便前出血，或便后出血，或粪中带血，以及痔疮出血、血色鲜红或晦暗（脏毒下血则晦暗），舌红，脉数等。

小蓟饮子

《济生方》

［宋］严用和

小蓟饮子藕蒲黄　木通滑石生地襄
归草黑栀淡竹叶　血淋热结服之良

【组成】 小蓟、藕节、蒲黄、木通、滑石、当归、炙甘草、栀子（炒黑）、淡竹叶各15克，生地黄120克。

【用法】 上药研成粗末，每次用12克，水煎，去渣温服，饭前空腹服用。

【功效】 利尿通淋，凉血止血。

【主治】 下焦热结之血淋、尿血。症见尿中带血，小便频数，赤涩热痛，舌红脉数等。

四生丸

《妇人良方》

［宋］陈自明

四生丸用三般叶　侧柏艾荷生地协

等分生捣如泥煎　血热妄行止衄惬

【组成】 生侧柏叶12克，生艾叶9克，生荷叶9克，生地黄12克。

【用法】 上药捣烂做成鸡子大的丸药，每次1丸，水煎服。亦可作汤剂，水煎服。

【功效】 凉血止血。

【主治】 血热妄行。症见吐血，衄血，血色鲜红，口干咽燥，舌红或绛，脉弦数等。

复元活血汤

《医学发明》

［金］李东垣

复元活血汤柴胡　花粉当归山甲入

桃仁红花大黄草　损伤瘀血酒煎祛

【组成】 柴胡15克，天花粉9克，当归9克，穿山甲炮6克，桃仁50个（去皮尖），红花6克，大黄30克（酒浸），甘草6克。

【用法】 上药共研粗末，每次用30克，水酒煎（水和酒比例为3 ∶ 1），去滓，温热服。

【功效】 疏肝通络，活血祛瘀。

【主治】 跌打损伤，瘀血留于胁下。症见胁肋疼痛不可忍。

十、祛风之剂

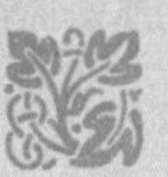

小续命汤

《备急千金要方》

［唐］孙思邈

小续命汤桂附芎　麻黄参芍杏防风

黄芩防己兼甘草　六经风中此方通

【组成】 桂枝、川芎、麻黄、人参、芍药、杏仁、黄芩、甘草、防己各3克，附子3克，防风10克，生姜10克。

【用法】 水煎分3次温服。

【功效】 扶正除湿，祛风散寒。

【主治】 六经卒中。症见不省人事，筋脉拘急，半身不遂，口眼斜，语言謇涩（即语言困难，说话不流利），或神气溃乱等，即刚柔二痉、风湿痹痛等证。

大秦艽汤

《丹溪心法》

［元］朱丹溪

大秦艽汤羌独防　芎芷辛芩二地黄

石膏归芍苓甘术　风邪散见可通尝

【组成】 秦艽、石膏各50克，羌活、独活、防风、川芎、白芷、黄芩、生地黄、熟地黄、当归、白芍、茯苓、炙甘草、白术各30克，细辛15克。

【用法】 上药，共研为粗末，每次用30克，水煎服。

【功效】 养血活血，祛风清热。

【主治】 风邪初中经络。症见手足不能运动，舌强不能言语，口眼斜，风邪散见，不拘一经者。

三生饮

《太平惠民和剂局方》

［宋］太平惠民和剂局

三生饮用乌附星　三皆生用木香听

加参对半扶元气　卒中痰迷服此灵

【组成】 生川乌、生附子各15克，生南星30克，木香6克。

【用法】 上药研成粗末，每次服15克，加生姜15片水煎，温服，不拘时候。

【功效】 散风除痰，助阳祛寒。

【主治】 卒中痰厥。症见突然昏厥，不省人事，痰涎壅盛，四肢厥逆，语言謇涩等。

☆**附　方**

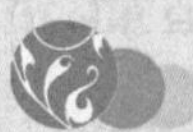

星香散

【组成】 胆星24克，木香6克。

【用法】 上药共研为末服。

【功效】 化痰调气。

【主治】 卒中痰盛，体肥不渴者。

地黄饮子

《黄帝素问宣明论方》

［金］刘完素

地黄饮子山茱斛　麦味菖蒲远志茯
苁蓉桂附巴戟天　少入薄荷姜枣服
喑厥风痱能治之　虚阳归肾阴精足

【组成】 熟地黄、山茱萸、石斛、麦冬、五味子、石菖蒲、远志、茯苓、肉苁蓉、肉桂、炮附子、巴戟天各 6 克，生姜 5 片，大枣 1 枚，薄荷 5 ~ 7 叶。

【用法】 上药研成粗末，每次服 9 ~ 12 克，水煎服。

【功效】 补肾阳，滋肾阴，开窍化痰。

【主治】 喑痱。症见舌强不能言，足废不能用，口干不欲饮，足冷面赤，脉沉细弱等。

独活汤

《医方集解》引丹溪方

［元］朱丹溪

独活汤中羌独防　芎归辛桂参夏菖
茯神远志白薇草　瘛疭昏愦力能匡

【组成】 独活、羌活、防风、川芎、当归、细辛、桂心、人参、半夏、菖蒲、茯神、远志、白薇各 15 克，炙甘草 7.5 克，生姜、大枣各适量。

【用法】 上药共研粗末，每次用 30 克，加水煎服。

【功效】 补肝宁心，疏风散邪，兼开窍。

【主治】 肝虚受风（即肝虚外风乘虚而侵入）。症见瘛疭（小儿惊风），神志昏愦，或恶寒发热等。

顺风匀气散

《奇效良方》
［明］董　宿

顺风匀气术乌沉　白芷天麻苏叶参
木瓜甘草青皮合　㖞僻偏枯口舌喑

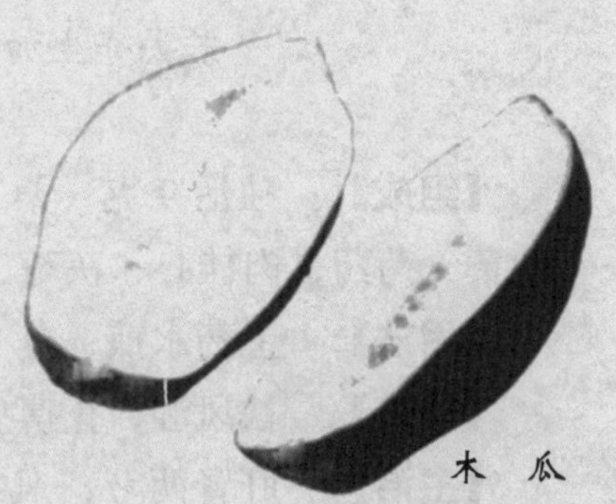
木　瓜

【组成】 白术6克，乌药4.5克，沉香、白芷、苏叶、木瓜、炙甘草、青皮各1克，天麻、人参各1.5克。

【用法】 上药，加生姜3片，水煎服。

【功效】 疏散风邪，顺风匀气。

【主治】 卒中。症见半身不遂，口眼斜，舌强不能言等。

上中下通用痛风方

《金匮钩玄》
［元］朱丹溪

黄柏苍术天南星　桂枝防己及威灵
桃仁红花龙胆草　羌芷川芎神曲停
痛风湿热与痰血　上中下通用之听

【组成】 酒炒黄柏、苍术、天南星各60克，桂枝、威灵仙、羌活各9克，防己1.5克，桃仁、白芷各15克，龙胆草1.5克，川芎60克，炒神曲30克，红花4.5克。

【用法】 上药共研细末，用神曲煮糊为丸，如梧桐子大，每次服9克，白开水送下。

【功效】 祛湿化痰，疏风清热，活血止痛。

【主治】 痛风症。症见上中下周身骨节疼痛。

独活寄生汤

《千金翼方》

［唐］孙思邈

独活寄生艽防辛　芎归地芍桂苓均
杜仲牛膝人参草　冷风顽痹屈能伸
若去寄生加芪续　汤名三痹古方珍

【组成】 独活9克，桑寄生、秦艽、防风、细辛、川芎、当归、干地黄、芍药、肉桂心、茯苓、杜仲、牛膝、人参、甘草各6克。

【用法】 上药水煎，分3次服。

【功效】 祛风湿，止痹痛，益肝肾，补气血。

【主治】 肝肾两亏，风寒湿痹，气血不足。症见腰膝疼痛，肢节屈伸不利，或麻木不仁，畏寒喜温，心悸气短，舌淡苔白，脉象细弱等。

☆附　方

三痹汤

【组成】 黄芪续断加适量，独活6克，秦艽、防风各6克，当归、熟地、白芍、茯苓、杜仲、牛膝各9克，细辛、川芎、肉桂、人参、甘草各3克，姜、枣各适量。

【用法】 加姜、枣，水煎服。

【功效】 益气养血，祛风胜湿。

【主治】 风寒湿痹及气血凝滞、手足拘挛等。

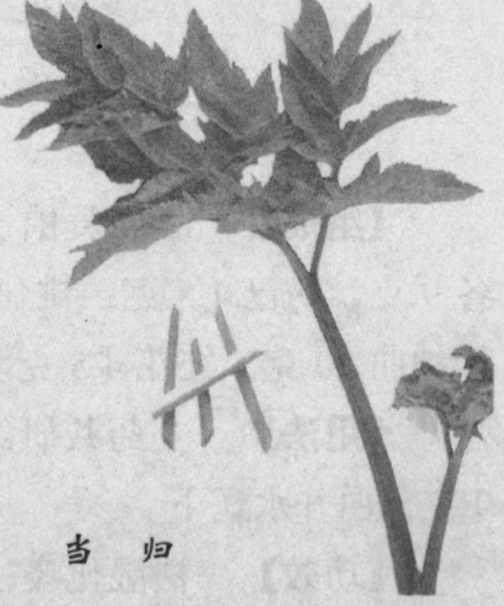
当归

消风散

《太平惠民和剂局方》

［宋］太平惠民和剂局

消风散内羌防荆　芎朴参苓陈草并
僵蚕蝉蜕藿香入　为末茶调或酒行

【组成】 羌活、防风、川芎、人参、茯苓、僵蚕、蝉蜕、藿香各60克，荆芥、厚朴、陈皮、炙甘草各15克。

【用法】 上药共研为细末，每次服6～9克，用茶水调下，或者用酒调下。

【功效】 理气健脾，消风散热。

【主治】 风热上攻。症见头痛目昏，项背拘急，鼻嚏声重，以及皮肤顽麻、隐疹瘙痒等。又治妇人血风。

川芎茶调散

《太平惠民和剂局方》

［宋］太平惠民和剂局

川芎茶调散荆防　辛芷薄荷甘草羌
目昏鼻塞风攻上　正偏头痛悉能康
方内若加僵蚕菊　菊花茶调用亦臧

【组成】 川芎、荆芥各120克，防风4.5克，细辛30克，白芷、炙甘草、羌活各60克，薄荷240克，僵蚕、菊各适量。

【用法】 上药共研为细末，每次服6克，饭后清茶调下。

【功效】 疏风止痛。

【主治】 外感风邪头痛。症见偏正头痛或颠顶头痛，恶寒发热，目眩头昏，鼻塞，舌苔薄白，脉浮等。

☆附　方

菊花茶调散

【组成】　即上方加菊花、僵蚕而成。

【用法】　共为细末，每次服6克，饭后清茶调下。

【功效】　清利头目，疏风止痛。

【主治】　风热上犯。症见偏正头痛，或颠顶痛、头晕目眩等。

清空膏

《兰室秘藏》

［金］李东垣

清空芎草柴芩连　羌防升之入顶巅
为末茶调如膏服　正偏头痛一时蠲

【组成】　川芎15克，炙甘草45克，柴胡21克，黄连、羌活、防风各30克，黄芩90克。

【用法】　上药共研为细末，每次服3～6克，用茶少许调成膏状，抹在口中，再用少许白开水送下。

【功效】　清热止痛，祛风除湿。

【主治】　风湿热上壅。症见正偏头痛，年深不愈（即头风），或脑苦痛不止等。

人参荆芥散

《妇人良方》

［宋］陈自明

人参荆芥散熟地　防风柴枳芎归比
酸枣鳖羚桂术甘　血风劳作风虚治

【组成】 人参、荆芥、熟地黄、柴胡、枳壳、炒酸枣仁、炙鳖甲、羚羊角、白术各2.1克，防风、川芎、当归、桂心、甘草各1.5克。

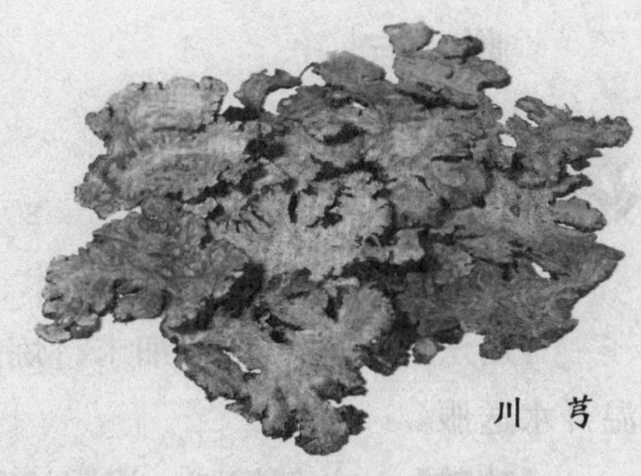
川 芎

【用法】 上药，加生姜3片，水煎服。

【功效】 益气养血，散风清热。

【主治】 妇女血风劳。症可见遍身疼痛，头昏目涩，寒热盗汗，颊赤口干，月经不调，面黄肌瘦，腹痛等。

十一、祛寒之剂

理中汤

《伤寒杂病论》

［东汉］张仲景

理中汤主理中乡　甘草人参术黑姜

呕利腹痛阴寒盛　或加附子总回阳

【组成】 炙甘草6克，人参3克，白术9克，黑干姜4.5克。

【用法】 上药水煎，分3次温服。本方制成蜜丸，即“理中丸”，每丸重9克，每次服1丸，每日服2～3次，温开水送下。

【功效】 补气健脾，温中祛寒。

【主治】 中焦虚寒（中焦阳气虚有寒）。症见呕吐、下利，腹痛，口不渴，不欲饮食，舌淡苔白或白滑，脉迟缓等。或阳虚失血，或小儿慢惊，或病后喜唾涎沫，或霍乱吐泻，以及胸痹等由中焦虚寒所致者。

☆附　方

附子理中丸

【组成】　干姜、人参、白术、炙甘草、附子各9克。

【用法】　上药研为细末，炼蜜和丸。每次服1丸（6～9克），温开水送服。

【功效】　益气健脾，温阳祛寒。

【主治】　风冷相乘，脾胃虚寒，脘腹疼痛，霍乱吐泻，四肢拘急等。

真武汤

《伤寒杂病论》

［东汉］张仲景

真武汤壮肾中阳　茯苓术芍附生姜
少阴腹痛有水气　悸眩瞤惕保安康

【组成】　白术6克，芍药、炮附子、生姜、茯苓各9克。

【用法】　上药水煎，分3次温服。

【功效】　脾肾阳虚，温阳利水。

【主治】　水气内停，脾肾阳虚。症见腹痛，小便不利，四肢沉重疼痛，下利，或肢体水肿，苔白不渴，脉沉等；太阳病发汗太过，阳虚水泛。症见汗出不解，其人仍发热；心悸，头眩，振振欲擗地。

四逆汤

《伤寒杂病论》

［东汉］张仲景

四逆汤中姜附草　三阴厥逆太阳沉
或益姜葱参芍桔　通阳复脉力能任

【组成】　干姜6～9克，附子5～10克，炙甘草6克。

【用法】　上药，附子先煎1小时，再加余药同煎，取汁分2次服。

【功效】　回阳救逆。

【主治】　阳虚寒厥证。症见四肢厥逆，恶寒踡卧，呕吐不渴，腹痛下利，神衰欲寐，舌苔白滑，脉微细等，或太阳病误汗亡阳脉沉者。

☆附　方

通脉四逆汤

【组成】　附子大者10克，干姜9克，炙甘草6克。

【用法】　水煎，分2次温服（附子先煎1小时）。

【功效】　回阳通脉。

【主治】　少阴病，症见下利清谷，里寒外热，手足厥逆，脉微欲绝，身反不恶寒，其人面赤，或利止，脉不出，或腹痛，或干呕，或咽痛等。

白通加猪胆汁汤

《伤寒杂病论》

［东汉］张仲景

白通加尿猪胆汁　干姜附子兼葱白
热因寒用妙义深　阴盛格阳厥无脉

【组成】　葱白四茎，干姜3克，童尿50克，猪胆汁20克，生附子适量。

【用法】　用水先煎附子1小时，再加入葱白、干姜同煎，取汁，放入猪胆汁、童尿，分2次温服。

【功效】　宣通上下，破阴回阳，兼反佐。

【主治】　阴盛格阳。症见下利不止，四肢厥逆，干呕心烦，无脉等。

吴茱萸汤

《伤寒杂病论》

［东汉］张仲景

吴茱萸汤人参枣　重用生姜温胃好
阳明寒呕少阴利　厥阴头痛皆能保

【组成】　吴茱萸6克，人参9克，大枣4枚，生姜18克。

【用法】　上药水煎，分3次温服。

【功效】　降逆止呕，温中补虚。

【主治】　胃中虚寒（阳明虚寒）。症见食谷欲呕，胸膈满闷，或胃脘痛，吞酸嘈杂；少阴吐利，手足厥冷，烦躁欲死；厥阴头痛，干呕，吐涎沫等，均见舌淡苔白滑，脉细迟或弦细。

益元汤

《活人书》

［宋］朱　肱

益元艾附与干姜　麦味知连参草将
姜枣葱煎入童便　内寒外热名戴阳

【组成】　艾叶、炮附子、干姜、麦冬、五味子、知母、黄连、人参、炙甘草各3克。

【用法】　上9药加生姜3片、大枣3枚、葱白3茎用水煎，煎好去滓，再加童子小便1匙冷服。

【功效】　益元阳，逐阴寒，引火归原。

【主治】　面赤身热，戴阳烦躁，烦躁不安，口渴而饮水即吐。

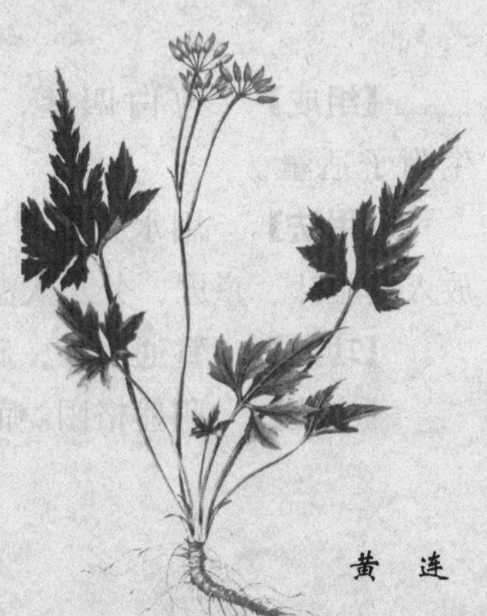

黄　连

回阳救急汤

《伤寒六书》

［明］陶　华

回阳救急用六君　桂附干姜五味群

加麝三厘或胆汁　三阴寒厥见奇勋

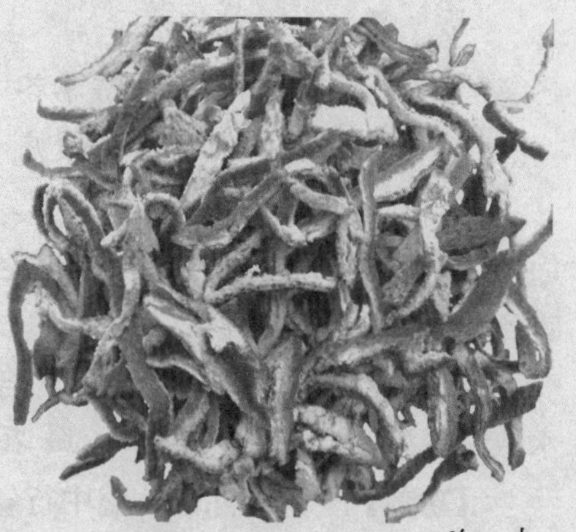

陈　皮

【组成】 肉桂3克，炙甘草5克，人参、陈皮、干姜各6克，白术、茯苓、半夏、熟附子、五味子各9克。

【用法】 上药加生姜3片水煎，临服时加麝香0.1克调服。

【功效】 益气生脉，回阳救急。

【主治】 寒邪直中三阴，真阳衰微。症见恶寒踌卧，四肢厥冷，吐泻腹痛，口不渴，神衰欲寐，或身寒战栗，或指甲口唇青紫，或吐涎沫，舌淡苔白，脉沉微，甚或无脉等。

四神丸

《证治准绳》

［明］王肯堂

四神故纸吴茱萸　肉蔻五味四般须

大枣百枚姜八两　五更肾泻火衰扶

【组成】 破故纸120克，吴茱萸30克，肉豆蔻、五味子各60克。

【用法】 上药共研为细末，用生姜240克、大枣百枚同煮，煮熟取枣肉和药末捣匀做成丸药，每次服6～9克，临睡时淡盐汤或白开水送下。

【功效】 涩肠止泻，温补脾肾。

【主治】 脾肾虚寒。症见每日五更天明时大便泄泻，不思饮食，或久泻不愈，腹痛腰疼肢冷，神疲乏力，舌淡苔白，脉沉迟无力。

厚朴温中汤

《内外伤辨惑论》

［金］李东垣

厚朴温中陈草苓　干姜草蔻木香停
煎服加姜治腹痛　虚寒胀满用皆灵

【组成】 厚朴、姜汁、陈皮各 30 克，炙甘草、茯苓、草豆蔻、木香各 1.5 克，干姜 2 克。

【用法】 上药共研为粗末，合为粗散，每次服 10 克，加生姜 3 片，水煎，去滓，温服。

【功效】 燥湿除满，温中行气。

【主治】 脾胃伤于寒湿。症见脘腹胀满或疼痛，不思饮食，四肢倦怠，舌苔白腻，脉沉弦等。

导气汤

《医方集解》

［清］汪　昂

寒疝痛用导气汤　川楝茴香与木香
吴茱萸以长流水　散寒通气和小肠

【组成】 川楝子 12 克，小茴香 6 克，木香 9 克，吴茱萸 3 克。

【用法】 上药，用河中长流水煎服。

【功效】 散寒止痛，行气疏肝。

【主治】 寒疝。症见阴囊冷痛，结硬如石，或引睾丸而痛等。

疝气汤

《丹溪心法》

［元］朱丹溪

疝气方用荔枝核　栀子山楂枳壳益
再入吴茱入厥阴　长流水煎疝痛释

【组成】　荔枝核、栀子、炒山楂、枳壳、吴茱萸各6克。

【用法】　上药共研为粗末，每次用河中长流水煎服。

【功效】　理气止痛，散寒除湿。

【主治】　寒湿疝气。症见疝气疼痛，或引睾丸而痛等。

橘核丸

《济生方》

［宋］严用和

橘核丸中川楝桂　朴实延胡藻带昆
桃仁二木酒糊合　㿗疝痛顽盐酒吞

【组成】　炒川楝子、橘核、海藻、海带、昆布、桃仁各30克，厚朴、炒枳实、炒延胡索、桂心、木香、木通各15克，酒适量。

【用法】　上药共研细末，用酒煮糊为丸如梧桐子大，每次服9克，空腹用盐汤或温酒送下。

【功效】　软坚散结，行气止痛。

【主治】　㿗疝。症见睾丸肿胀偏坠，或坚硬如石，或痛引脐腹等。

十二、祛暑之剂

三物香薷饮

《太平惠民和剂局方》

［宋］太平惠民和剂局

三物香薷豆朴先　若云热盛加黄连

或加苓草名五物　利湿祛暑木瓜宣

再加参芪与陈术　兼治内伤十味全

二香合入香苏饮　仍有藿薷香葛传

【组成】 香薷100克，白扁豆、姜制厚朴各50克。

【用法】 上三药共研为粗末，每次服9克，用水和酒煎，冷服。

【功效】 化湿和脾，祛暑解表。

【主治】 夏季外感于寒，内伤于湿。症见恶寒发热，无汗头痛，头重身倦，腹痛吐泻，胸闷，舌苔白腻，脉浮等。

☆**附　方**

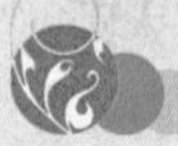

黄连香薷饮

【组成】 香薷500克，姜制厚朴各250克，黄连适量。

【用法】 水煎冷服。

【功效】 祛暑清热。

【主治】 口渴心烦，中暑热盛，或大便下鲜血等。

五物香薷饮

【组成】 香薷500克，扁豆、姜制厚朴各250克，茯苓、甘草各适量。

【用法】 上药水煎服。

【功效】 祛暑和中。

【主治】 小便不利，伤暑泄泻等。

六味香薷饮

【组成】 香薷500克，扁豆、姜制厚朴各250克，茯苓、甘草、木瓜各适量。

【用法】 上药水煎服。

【功效】 祛暑利湿。

【主治】 中暑湿盛者。

十味香薷饮

【组成】 香薷500克，扁豆、姜制厚朴各250克，茯苓、甘草、木瓜、人参、黄芪、陈皮、白术各适量。

【用法】 上药水煎服。

【功效】 补脾除湿，祛暑解表。

【主治】 头重吐利，暑湿内伤，身体疲倦，神志昏沉等。

二香散

【组成】 香附、苏叶、陈皮、甘草、木瓜、苍术各适量。

【用法】 上药水煎服。

【功效】 理气除湿，祛暑解表。

【主治】 夏月外感风寒，内伤湿滞。症见身热恶寒，不思饮食，脘腹胀满等。

藿薷汤

【组成】 香薷、扁豆、姜制厚朴、藿香、紫苏、白芷、陈皮、厚朴、法夏曲、茯苓、白术、桔梗、大腹皮、甘草各适量。

【用法】 上药水煎服。

【功效】 理气和中，祛暑解表。

【主治】 伏暑吐泻。

香薷葛根汤

【组成】 香薷、扁豆、姜制厚朴、葛根各适量。

【用法】 上药水煎服。

【功效】 化湿舒筋，祛暑解表。

【主治】 暑月伤风见项背拘急及伤暑泄泻。

清暑益气汤

《脾胃论》

［金］李东垣

清暑益气参草芪　当归麦味青陈皮
曲柏葛根苍白术　升麻泽泻姜枣随

【组成】 黄芪、苍术、升麻、五味子各3克，人参、泽泻、陈皮、炒神曲、白术各1.5克，炙甘草、当归身、麦冬、青皮、黄柏、葛根各1克。

【用法】 上药加生姜2片、大枣2枚同煎，温服。

【功效】 祛湿健脾，清暑益气。

【主治】 暑湿伤人，气津两伤。症见身热心烦，自汗口渴，四肢困倦，不思饮食，精神减少，胸满气促，身重，肢体疼痛，小便赤涩，大便溏黄，脉虚等。

缩脾饮

《太平惠民和剂局方》

［宋］太平惠民和剂局

缩脾饮用清暑气　砂仁草果乌梅暨
甘草葛根扁豆加　吐泻烦渴温脾胃
古人治暑多用温　暑为阴证此所谓

大顺杏仁姜桂甘　散寒燥湿斯为贵

【组成】　砂仁、草果、乌梅、炙甘草各120克，葛根、扁豆各60克。

【用法】　上药共研为粗末，每次用12克，水煎冷服。

【功效】　除烦止渴，温脾消暑。

【主治】　感受暑湿，湿伤脾胃。症见呕吐泄泻，烦躁口渴，以及暑月酒食所伤等。

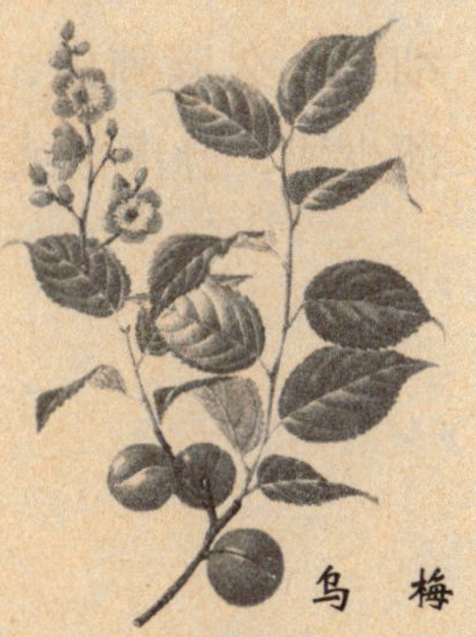
乌梅

☆附　方

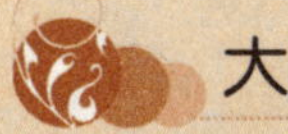

大顺散

【组成】　干姜、肉桂、杏仁（去皮尖）各500克，甘草3500克。

【用法】　先将甘草用白砂炒至八分黄熟，次入干姜同炒，令姜裂，再入杏仁又同炒，候杏仁不作声为度，用筛隔净，后入肉桂，一起捣碎为散，每次用6克，水煎去滓，温服。

【功效】　散寒燥湿，温中祛暑。

【主治】　热伏于里，感受暑邪，又加饮冷过多，脾胃受湿，升降失常，脏腑不调。症见食少体倦，呕吐泄泻，水谷不分，脉沉缓等。

生脉散

《内外伤辨惑论》

［金］李东垣

生脉麦味与人参　保肺清心治暑淫

气少汗多兼口渴　病危脉绝急煎斟

【组成】　麦冬9克，五味子6克，人参15克。

【用法】　上药水煎服。

【功效】 养阴保肺，益气生津。

【主治】 暑淫耗伤气阴。症见气短体倦，多汗口渴，咽干，脉虚细等；久咳肺虚，气阴两伤。症见呛咳少痰，气短自汗，口干舌燥，苔薄少津，脉虚数或虚细等。

六一散

《伤寒直格》

［金］刘完素

六一滑石同甘草　解肌行水兼清燥
统治表里及三焦　热渴暑烦泻痢保
益元碧玉与鸡苏　砂黛薄荷加之好

【组成】 滑石 180 克，甘草 30 克。

【用法】 上药共研为细末，每次服 9 克，和白蜜少许，冷水或灯芯汤调服，每日 3 次。

【功效】 清暑利湿。

【主治】 感受暑湿。症见身热口渴，心烦，小便不利，大便泄泻等。

☆附　方

益元散

【组成】 滑石、甘草、辰砂（朱砂）各适量，白蜜少许。

【功效】 兼能安神，清心祛暑。

【主治】 暑湿证兼见心悸怔忡，失眠多梦。

碧玉散

【组成】 滑石、甘草、薄荷各适量，白蜜少许。

【功效】 祛暑清热。

【主治】 暑湿证兼有肝胆郁热者。

鸡苏散

【组成】 滑石、甘草、青黛各适量，白蜜少许。

【功效】 疏风祛暑。

【主治】 暑湿证兼见微恶风寒，头痛头胀、咳嗽不爽者。

十三、利湿之剂

五苓散

《伤寒杂病论》

［东汉］张仲景

五苓散治太阳腑　白术泽泻猪茯苓
膀胱化气添官桂　利便消暑烦渴清
除桂名为四苓散　无寒但渴服之灵
猪苓汤除桂与术　加入阿胶滑石停
此为和湿兼泻热　疸黄便闭渴呕宁

【组成】 白术、猪苓、茯苓各9克，泽泻15克，桂枝（也可用官桂）6克。

【用法】 上药共研为细末，每次用米汤调服6克，每日3次。

【功效】 温阳化气，利水渗湿。

【主治】 蓄水证。症见小便不利，头痛发热，烦渴欲饮，或水入即吐，舌苔白，脉浮，水湿内停；又症见水肿、泄泻、小便不利，以及霍乱吐泻、中暑烦渴、身重等；又症见脐下动悸，吐涎沫而头眩，或短气而咳喘等。

☆附　方

四苓散

【组成】 白术、猪苓、茯苓各6克，泽泻10克。

【用法】 上药水煎服。

【功效】 利水渗湿。

【主治】 内伤饮食有湿。症见小便不利、大便溏泻、口渴等。

猪苓汤

【组成】 阿胶、滑石各9克，猪苓、茯苓各6克，泽泻10克。

【用法】 水煎（阿胶烊化），分3次温服。

【功效】 利水清热养阴。

【主治】 水热互结。症见小便不利，发热，口渴欲饮，或心烦不寐，兼有咳嗽、呕恶、下利等。又可治血淋，小便涩痛，点滴难出，小腹胀满等。

小半夏加茯苓汤

《金匮要略》

［东汉］张仲景

小半夏加茯苓汤　行水消痞有生姜

加桂除夏治惊厥　茯苓甘草汤名彰

【组成】 半夏、茯苓各9克，生姜15克。

【用法】 上药用水煎，分2次温服。

【功效】 行水消痞，降逆止呕。

【主治】 膈间停水。症见突然呕吐，心下痞满，头眩心悸，口不渴等。

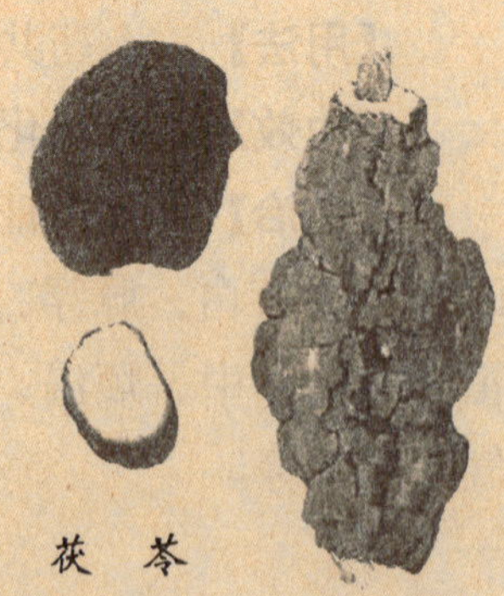

茯　苓

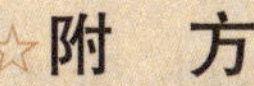

☆附　方

茯苓甘草汤

【组成】　茯苓 12 克，桂枝 6 克，生姜 9 克，炙甘草 3 克。

【用法】　水煎分 3 次温服。

【功效】　通阳利水，温中化饮。

【主治】　水饮停心下。症见心下悸，口不渴，四肢厥逆等。

肾着汤

《金匮要略》

［东汉］张仲景

肾着汤内用干姜　茯苓甘草白术襄
伤湿身痛与腰冷　亦名甘姜苓术汤
黄芪防己除姜茯　术甘姜枣共煎尝
此治风水与诸湿　身重汗出服之良

【组成】　甘草 6 克，干姜 12 克，茯苓 12 克，白术 6 克。

【用法】　上药水煎，分 3 次温服。

【功效】　温脾祛湿。

【主治】　肾着病。症见身体重痛，腰以下冷痛，口不渴，饮食如故，小便自利，舌淡苔白，脉沉迟或沉缓等。

☆附　方

防己黄芪汤

【组成】　防己 12 克，黄芪 15 克，白术 9 克，甘草 6 克。

【用法】　上 4 药研为细末，每次用 9 克，加生姜 4 片、大枣 1 枚，水煎温服。

【功效】 健脾利水，益气祛风。

【主治】 风水或风湿。症见汗出恶风，身重，小便不利，舌淡苔白，脉浮等。

舟车丸

《医方集解》

［清］汪 昂

舟车牵牛及大黄 遂戟芫花又木香
青皮橘皮加轻粉 燥实阳水却相当

【组成】 黑牵牛（炒）120克，大黄（酒浸）60克，甘遂（面裹煨）、大戟（面裹煨）、芫花（醋炒）、青皮（炒）、橘皮各30克，木香15克，轻粉3克。

【用法】 上药共研细末，水泛为丸，每次服1.5克，早晨天明时用温开水送下，以大便下利3次为恰当。若仅1～2次，且不通利，第二天早晨再服，用1.8～2.1克，渐渐加到3克，总以大便通畅下利为止。假使服后大便下利4～5次，或服后因下利而致精神萎靡不振，可减到0.6～0.9克。或隔一、二、三日服一次，到水肿水胀减轻为止。并忌食盐酱100天。

【功效】 逐水消肿。

【主治】 阳水证。症见水肿水胀，口渴气粗，腹坚，大小便秘，脉沉数有力等。

疏凿饮子

《济生方》

［宋］严用和

疏凿槟榔及商陆 苓皮大腹同椒目
赤豆艽羌泻木通 煎益姜皮阳水服

【组成】 槟榔、商陆、茯苓皮、大腹皮、椒目、赤小豆、秦艽、羌活、泽泻、木通各 15 克。

【用法】 上 10 药共研为细末，每次服 9 ~ 12 克，加生姜皮水煎，去滓，温服。

【功效】 疏风祛湿，行水退肿。

【主治】 阳水证（水湿壅盛）。症见遍身水肿，喘呼口渴，大小便秘，胸腹胀满，脉沉数等。

实脾饮

《济生方》

［宋］严用和

实脾苓术与木瓜　甘草木香大腹加
草蔻附姜兼厚朴　虚寒阴水效堪夸

【组成】 茯苓、白术、木瓜、木香、大腹皮、草豆蔻、附子、炮干姜、厚朴各 30 克，炙甘草 15 克。

【用法】 上药共研为粗末，每次用 12 克，加生姜 5 片、大枣 1 枚煎服。

【功效】 行气利水，温阳健脾。

【主治】 阳虚水肿（虚寒阴水）。症见身半以下肿甚，手足不温，口中不渴，胸腹胀满，大便溏薄，舌苔厚腻，脉沉迟等。

五皮饮

《中藏经》

［东汉］华　佗

五皮饮用五般皮　陈茯姜桑大腹奇
或用五加易桑白　脾虚肤胀此方司

【组成】 陈皮、茯苓皮、生姜皮、桑白皮、大腹皮各 9 克。

【用法】　上药共研为粗末，每次用9克，水煎，去渣，温服。

【功效】　理气健脾，利水消肿。

【主治】　皮水，脾虚湿盛。症见一身悉肿，肢体沉重，心腹胀满，上气喘急，小便不利，舌苔白腻，脉沉缓等。

羌活胜湿汤

《内外伤辨惑论》

［金］李东垣

羌活胜湿羌独芎　甘蔓藁本与防风
湿气在表头腰重　发汗升阳有异功
风能胜湿升能降　不与行水渗湿同
若除独活芎蔓草　除湿升麻苍术充

【组成】　羌活、独活各6克，川芎、炙甘草、藁本、防风各3克，蔓荆子2克。

【用法】　上药水煎服。

【功效】　升阳透表，祛风胜湿。

【主治】　湿气在表。症见头痛头重，腰脊重痛，或一身都痛，有轻微寒热，苔白脉浮等。

☆附　方

羌活除湿汤

【组成】　本方系羌活胜湿汤除去独活、川芎、蔓荆子、甘草，加升麻、苍术而成。

【用法】　上药水煎服。

【功效】　祛风除湿。

【主治】　一身尽痛，风湿相搏。

大橘皮汤

《奇效良方》

[明]董　宿

大橘皮汤治湿热　五苓六一二方缀
陈皮木香槟榔增　能消水肿及泻泄

【组成】　茯苓4.5克，猪苓、泽泻、白术各3克，官桂1.5克，滑石12克，甘草1克，橘皮9克，木香、槟榔各3克。

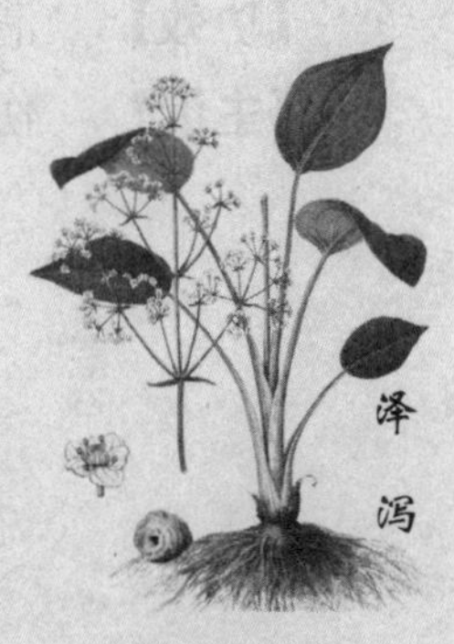

【用法】　上药加生姜5片，水煎服。

【功效】　理气行水，清热利湿。

【主治】　湿热内盛。症见小便不利，心腹胀满，大便泄泻及水肿等。

茵陈蒿汤

《伤寒杂病论》

[东汉]张仲景

茵陈蒿汤治疸黄　阴阳寒热细推详
阳黄大黄栀子入　阴黄附子与干姜
亦有不用茵陈者　仲景柏皮栀子汤

【组成】　茵陈18克，栀子9克，大黄6克。

【用法】　水煎，分3次服。

【功效】　退黄除湿，清热利湿。

【主治】　湿热黄疸（阳黄）。症见一身面目俱黄，黄色鲜明如橘皮色，腹微满，口中渴，小便不利，舌苔黄腻，脉沉数等。

☆附　方

栀子柏皮汤

【组成】　栀子 9 克，黄柏 6 克，炙甘草 3 克。

【用法】　水煎，分 2 次温服。

【功效】　清热利湿。

【主治】　伤寒身热发黄。

八正散

《太平惠民和剂局方》

［宋］太平惠民和剂局

八正木通与车前　萹蓄大黄滑石研

草梢瞿麦兼栀子　煎加灯草痛淋蠲

【组成】　木通、车前子、萹蓄、大黄、滑石、甘草梢、瞿麦、栀子各 500 克，灯芯草适量。

【用法】　上药共研为粗末为散同煎，去滓，温服。

【功效】　清热泻火，利水通淋。

【主治】　湿热淋证，尿血。症见尿频尿急，溺时涩痛，淋漓不畅，小便浑赤，小腹胀急，甚者癃闭不通，口燥咽干，舌苔黄腻，脉滑数等。

萆薢分清饮

《杨氏家藏方》

［宋］杨　倓

萆薢分清石菖蒲　草梢乌药益智俱

或益茯苓盐煎服　通心固肾浊精驱

缩泉益智同乌药　山药糊丸便数需

【组成】 川萆、石菖蒲、乌药、益智仁各30克，甘草梢15克。

【用法】 上药共研为粗末，每次用12克，加盐一捻煎服。

【功效】 温暖下元，利湿化浊。

【主治】 下焦虚寒之膏淋、白浊。症见小便频数，白如米泔，凝如膏糊；舌淡苔白，脉沉等。

☆附　方

缩泉丸

【组成】 益智仁、乌药各等份。

【用法】 二药研为细末，再用酒煮山药成糊，和成丸药，如梧桐子大，每次服6～9克，用盐酒或米汤送下。

【功效】 缩尿止遗，温肾祛寒。

【主治】 下元虚冷，小便频数，及小儿遗尿。

当归拈痛汤

《兰室秘藏》

［金］李东垣

当归拈痛羌防升　猪泽茵陈芩葛朋
二术苦参知母草　疮疡湿热服皆应

【组成】 当归身、防风、猪苓、泽泻、知母、黄芩各9克，羌活、茵陈、炙甘草各15克，升麻、葛根、苍术、苦参、人参各6克，白术4.5克。

【用法】 上药共研为粗末，每次服30克，水煎服。

【功效】 疏风止痛，利湿清热。

【主治】 湿热相搏。症见遍身肢节烦痛，肩背沉重，或一身疼痛，或脚气肿痛，脚膝生疮、脓水较多，舌苔白腻微黄，脉滑数等。

十四、润燥之剂

炙甘草汤

《伤寒杂病论》

［东汉］张仲景

炙甘草汤参姜桂　麦冬生地火麻仁
大枣阿胶加酒服　虚劳肺痿效如神

【组成】　炙甘草 12 克，人参 6 克，生姜 9 克，桂枝 9 克，麦冬 10 克，生地黄 30 克，大麻仁 10 克，大枣 10 枚，阿胶 6 克。

【用法】　上药用清酒和水先煎煮八味药（留下阿胶），去滓取汁，内放阿胶烊化消尽，分 3 次温服。

【功效】　益气温阳，滋阴养血。

【主治】　阴血不足，阳气虚弱。症见脉结代，心动悸，虚羸少气，舌光少苔，或质干而瘦小者；虚劳肺痿。症见咳唾涎沫，形瘦短气，虚烦不眠，自汗或盗汗，咽干口燥，大便干结，脉虚数等。

滋燥养营汤

《赤水玄珠》

［明］孙一奎

滋燥养营两地黄　芩甘归芍及艽防
爪枯肤燥兼风秘　火燥金伤血液亡

【组成】　生地黄、熟地黄、酒炒黄芩、当归、炒芍药、秦艽各 3 克，甘草、防风各 1.5 克。

【用法】　上药水煎服。

【功效】　润燥养血。

【主治】　火灼肺金，血虚外燥。症见皮肤干燥皱揭（即粗糙而褶纹明显），爪甲枯槁，筋脉拘急，肌肤瘙痒，大便燥结等。

活血润燥生津散

《医方集解》

［清］汪　昂

活血润燥生津散　二冬熟地兼瓜蒌
桃仁红花及归芍　利便通幽善泽枯

【组成】　天冬、麦冬、瓜蒌各2.5克，熟地黄、当归、白芍各3克，桃仁、红花各1.5克。

【用法】　上药水煎服。

【功效】　活血通便，润燥生津。

【主治】　内燥血枯。症见津液枯少，大便秘结，皮肤干燥，口干等。

韭汁牛乳饮

《丹溪心法》

［元］朱丹溪

韭汁牛乳反胃滋　养营散瘀润肠奇
五汁安中姜梨藕　三般加入用随宜

【组成】　韭菜汁、牛乳各等份。

【用法】　上二汁相合，时时小口地喝。有痰阻者，加入姜汁。

【功效】　散瘀润肠，滋燥养血。

【主治】　胃脘有死血，干燥枯槁。症见食下胃脘痛、翻胃便秘等。

☆**附　方**

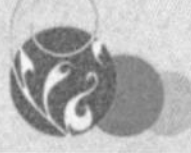

五汁安中饮

【组成】　本方系韭汁牛乳饮再加姜汁、梨汁、藕汁而成。

【用法】　少量频服。

【功效】　消瘀化痰，润燥养血。

【主治】　胃有寒痰瘀血或胃燥血枯。症见食下作痛，反胃噎膈，大便艰涩，口干咽燥，胸膈痞闷隐痛等。

润肠丸

《脾胃论》

［金］李东垣

润肠丸用归尾羌　桃仁麻仁及大黄
或加艽防皂角子　风秘血秘善通肠

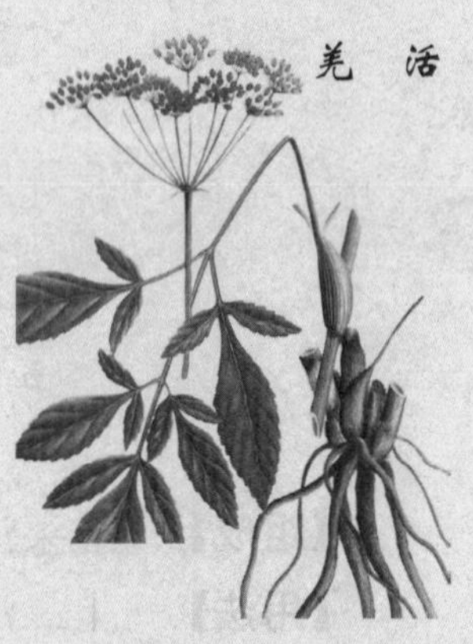

【组成】　当归尾、羌活、大黄各15克，桃仁、大麻仁各30克。

【用法】　上药捣研为极细末，用白蜜炼和做成丸药，如梧桐子大，每次服6～9克，白开水送下。

【功效】　疏风活血，润肠通便。

【主治】　风秘、血秘。症见大便秘涩、不思饮食等，以及脾胃有伏火之便秘。

通幽汤

《脾胃论》

［金］李东垣

通幽汤中二地俱　桃仁红花归草濡

升麻升清以降浊　噎塞便秘此方需
有加麻仁大黄者　当归润肠汤名殊

【组成】　生地黄、熟地黄各1.5克，桃仁（研）、红花、当归身、炙甘草、升麻各3克。

【用法】　上药，水煎温服。

【功效】　活血通幽，养血润燥。

【主治】　幽门不通而上攻，吸门不开（吸门即会厌）。症见噎塞，气不得上下，大便艰难等。

搜风顺气丸

《太平圣惠方》
［宋］王怀隐

搜风顺气大黄蒸　郁李麻仁山药增
防独车前及槟榔　菟丝牛膝山茱仍
卒中风秘及气秘　肠风下血总堪凭

【组成】　大黄（九蒸九晒）150克，郁李仁、火麻仁、山药、车前子、怀牛膝、山茱萸各60克，防风、独活、槟榔、炒枳壳、菟丝子各30克。

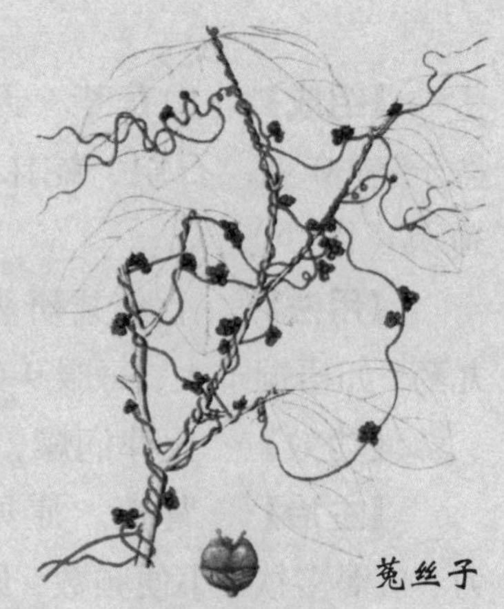
菟丝子

【用法】　上药共研为细末，和白蜜做成丸药，如梧桐子大，每次服9克清茶或温酒、米汤送下。

【功效】　搜风顺气，润燥通便。

【主治】　卒中风秘、气秘。症见大便秘结，小便不畅，周身虚痒，脉浮数等。亦治肠风下血，卒中瘫痪。

消渴方

《丹溪心法》

［元］朱丹溪

消渴方中花粉连　藕汁地汁牛乳研
或加姜蜜为膏服　泻火生津益血痊

【组成】　天花粉末、黄连末、藕汁、生地黄汁、牛乳各10克。

【用法】　将花粉末、黄连末和入藕汁、生地黄汁、牛乳中调匀服。或再加入生姜汁、蜂蜜做成膏，噙化（即将膏含在口中）。

【功效】　益血润燥，泻火生津。

【主治】　胃热消渴。症见善消水谷，多食易饥，口渴欲饮等。

白茯苓丸

《太平圣惠方》

［宋］王怀隐

白茯苓丸治肾消　花粉黄连萆薢调
二参熟地覆盆子　石斛蛇床膍胵要

【组成】　白茯苓、天花粉、黄连、萆、人参、玄参、熟地黄、覆盆子各30克，石斛、蛇床子各22克，鸡膍胵30具（微炒）。

【用法】　上药共研为细末，和白蜜做成丸药，如梧桐子大，每服9克，用磁石煎汤送下。

【功效】　生津润燥，补肾清热。

【主治】　肾消。症见两腿渐细，腿脚无力，口渴多饮，小便频数，尿浑如膏脂，味甘等。

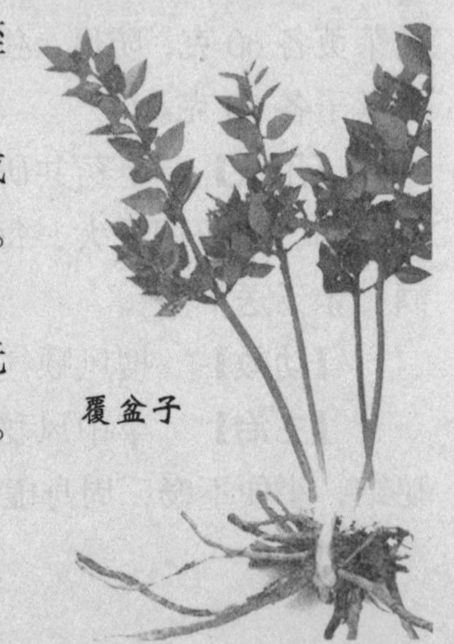
覆盆子

猪肾荠苨汤

《千金翼方》

［唐］孙思邈

猪肾荠苨参茯神　知芩葛草石膏因
磁石天花同黑豆　强中消渴此方珍

【组成】　猪肾 1 具，荠苨、石膏各 9 克，人参、茯神、知母、黄芩、葛根、甘草、磁石、天花粉各 6 克，黑大豆 30 克。

【用法】　上药，用水先煮猪肾、黑大豆取汁，用汁煎诸药，分 3 次服。

【功效】　泻火解毒，补肾生津。

【主治】　肾消强中。症见小便频数，唇焦口渴，多饮，并见强中，或发痈疽等。

地黄饮子

《易简方》

［宋］王　硕

地黄饮子参芪草　二地二冬枇斛参
泽泻枳实疏二腑　躁烦消渴血枯含

【组成】　人参、黄芪、炙甘草、生地黄、熟地黄、天冬、麦冬、枇杷叶、石斛、泽泻、枳实各 6 克。

【用法】　上药共研为粗末，每次用 9 克，水煎服。或作汤剂，水煎服。

【功效】　除烦止渴，滋阴补血。

【主治】　消渴证。症见咽干口渴，多饮，烦躁，面赤，小便频数量多等。

酥蜜膏酒

《千金翼方》

［唐］孙思邈

酥蜜膏酒用饴糖　二汁百部及生姜

杏枣补脾兼润肺　声嘶气惫酒喝尝

【组成】 酥、白蜜、饴糖、百部汁、生姜汁、杏仁（研）、枣肉各50克。

【用法】 上药用微火缓缓煎熬如膏，每次用酒细细咽下一汤匙。

【功效】 补脾润肺。

【主治】 气乏声嘶，阴虚肺燥。症见气短乏力，声音嘶哑，咽喉干燥，或见咳喘、吐涎沫等。

清燥汤

《脾胃论》

［金］李东垣

清燥二术与黄芪　参苓连柏草陈皮

猪泽升麻五味曲　麦冬归地痿方推

【组成】 苍术9克，黄芪4.5克，人参、白茯苓、升麻、五味子各1克，黄连、黄柏、柴胡各0.3克，炙甘草、猪苓、神曲、麦冬、当归身、生地黄各0.6克，陈皮、泽泻、白术各1.5克。

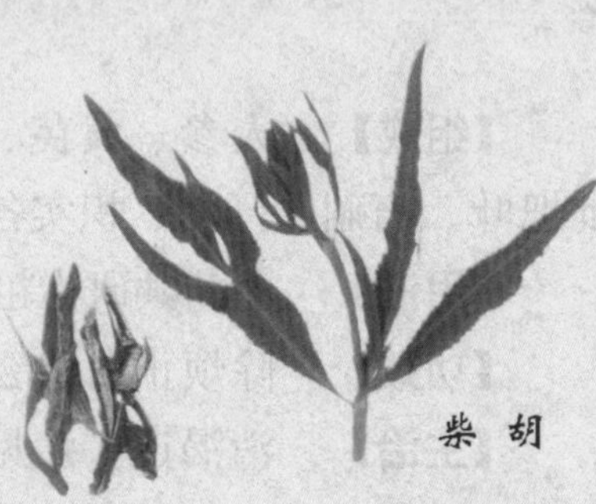
柴胡

【用法】 上药共研为粗末，每次用15克，水煎服。

【功效】 健脾祛湿，清肺润燥。

【主治】 肺金受湿热之邪。症见喘促，胸满少食，色白毛败，头眩体重，口渴便秘等。

十五、泻火之剂

黄连解毒汤

《千金翼方》

［唐］孙思邈

黄连解毒汤四味　黄柏黄芩栀子备
躁狂大热呕不眠　吐衄斑黄均可使
若云三黄石膏汤　再加麻黄及淡豉
此为伤寒温毒盛　三焦表里相兼治
栀子金花加大黄　润肠泻热真堪倚

【组成】 黄连9克，黄芩、黄柏各6克，栀子9克。

【用法】 上药水煎服。

【功效】 泻火解毒。

【主治】 一切实热火毒，三焦热盛。症见大热烦躁，口燥咽干，错语，不眠；或热病吐血，衄血；或热甚发斑，身热下痢，湿热黄疸；外科痈疽疔毒；小便黄赤，舌红苔黄，脉数有力。

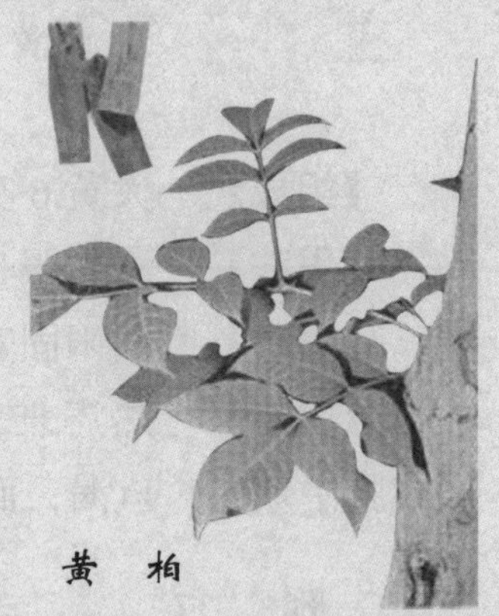

黄　柏

☆附　方

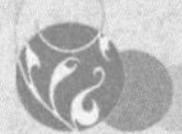

三黄石膏汤

【组成】 黄连10克，黄柏、黄芩各6克，栀子6克，麻黄、淡豆豉各3克。

【用法】 上药水煎服。

【功效】 清热解毒，解表透邪。

【主治】 伤寒温毒盛。

栀子金花丸

【组成】 黄连3～9克，黄柏、黄芩各6克，栀子9克，大黄3克。

【用法】 上述药材研成细末做成水丸，每次服6克。

【功效】 泻热润肠通便。

【主治】 大便不通，三焦实热。

附子泻心汤

《伤寒杂病论》

［东汉］张仲景

附子泻心用三黄　寒加热药以维阳
痞乃热邪寒药治　恶寒加附治相当
大黄附子汤同意　温药下之妙异常

【组成】 大黄6克，黄连、黄芩、附子各3克。

【用法】 水煎服，附子另煎。

【功效】 助阳固表，泻热除痞。

【主治】 热痞兼表阳虚。症见心下痞塞不通，按之柔软不痛，心下或胸中烦热，口渴，而后恶寒汗出，苔黄，关脉浮盛。

☆附　方

大黄附子汤

【组成】 大黄9克，附子6克，细辛3克。

【用法】 上药水煎服。

【功效】 通便止痛，温里散寒。

【主治】 寒积实证。症见腹痛便秘，胁下偏痛，发热，手足厥逆，脉紧弦。

半夏泻心汤

《伤寒杂病论》

［东汉］张仲景

半夏泻心黄连芩　干姜甘草与人参
大枣和之治虚痞　法在降阳而和阴

【组成】 半夏9克，黄连3克，黄芩、干姜、炙甘草、人参各6克，大枣6克。

【用法】 上药水煎服。

【功效】 健脾益气，泻热散痞。

【主治】 误下虚痞。症见胸中痞满，发热而呕，饮食不下。

白虎汤

《伤寒杂病论》

［东汉］张仲景

白虎汤用石膏偎　知母甘草粳米陪
亦有加入人参者　躁烦热渴舌生苔

【组成】 石膏20克，知母9克，炙甘草3克，粳米9克。

【用法】 上药水煎服。

【功效】 清热生津。

【主治】 阳明气分热盛。症见烦渴引饮，壮热面赤，大汗恶热，苔黄，脉洪大有力，或滑数。

☆**附　方**

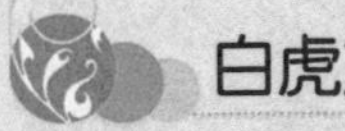

白虎加人参汤

【组成】 石膏20克，知母9克，炙甘草3克，粳米9克，人参3克。

【用法】 上药水煎服。

【功效】 清热益气生津。

【主治】 阳明气分热盛，但汗多而脉大无力，气津两伤之症；及暑病气津两伤，症见汗出背微恶寒，身热而渴等。

竹叶石膏汤

《伤寒杂病论》

［东汉］张仲景

竹叶石膏汤人参　麦冬半夏竹叶灵

甘草生姜兼粳米　暑烦热渴脉虚寻

【组成】 竹叶15克，石膏30克，制半夏9克，麦冬15克，人参5克，甘草3克，粳米15克。

【用法】 上药水煎服。

【功效】 益气和胃，清热生津。

【主治】 伤寒、温病、暑病之后，余热未清，气津两伤。症见身热多汗，心胸烦闷，气逆欲呕，口干喜饮，或虚烦不寐，虚羸少气，脉虚数，舌红苔少。

升阳散火汤

《脾胃论》

［金］李东垣

升阳散火葛升柴　羌独防风参芍侪

生炙二草加姜枣　阳经火郁发之佳

【组成】 葛根、升麻、羌活、独活、人参、白芍各15克，柴胡24克，生甘草6克，炙甘草9克，防风7.5克。

【用法】 加生姜、大枣，水煎服。

【功效】 升脾胃阳气，散中焦郁火。

【主治】 胃虚过食冷物，抑遏阳气，火郁脾土。症见四肢发热，肌热，骨髓中热，热如火燎，扪之烙手。

凉膈散

《太平惠民和剂局方》

［宋］太平惠民和剂局

凉膈硝黄栀子翘　黄芩甘草薄荷饶
竹叶蜜煎疗膈上　中焦燥实服之消

【组成】 芒硝、大黄、炙甘草各20克，黄芩、薄荷、栀子各10克，连翘40克，竹叶7片，白蜜少许。

【用法】 上药水煎服。

【功效】 泻火通便。

【主治】 上中二焦热邪炽盛。症见烦躁口渴，面赤唇焦，口舌生疮，胸膈烦热，咽痛吐衄，便秘溲赤，舌边红，苔黄，脉数；及小儿急惊，痘疮黑陷等。

清心莲子饮

《太平惠民和剂局方》

［宋］太平惠民和剂局

清心莲子石莲参　地骨柴胡赤茯苓
芪草麦冬车前子　躁烦消渴及崩淋

【组成】 石莲子、人参、赤茯苓、炙黄芪各22克，地骨皮、柴胡、炙甘草、麦冬、车前子各15克。

【用法】 上药水煎服。

【功效】 清心火，益气阴，止淋浊。

【主治】 心火偏旺，气阴两虚，湿热下注。症见遗精淋浊，血崩带下，遇劳则发；肾阴不足，则口舌干燥，烦躁发热。

甘露饮

《太平惠民和剂局方》

［宋］太平惠民和剂局

甘露两地与茵陈　芩枳枇杷石斛伦

甘草二冬平胃热　桂苓犀角可加均

【组成】　生地、熟地、茵陈、黄芩、枳壳、枇杷叶、石斛、炙甘草、天冬、麦冬各等份。

【用法】　上药水煎服。

【功效】　清热利湿，滋阴降火。

【主治】　胃中湿热上蒸，口臭喉疮，齿根宣露，及吐衄齿龈出血等。

☆附　方

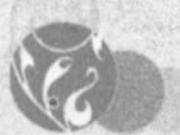

河间桂苓甘露饮

【组成】　滑石24克，石膏、寒水石、甘草各12克，白术、茯苓、泽泻各6克，猪苓、肉桂各3克。

【用法】　上药共研为末，每服3克，姜汤或温汤蜜汤调下。

【功效】　化气利水，清热镇逆。

【主治】　中暑受湿，烦渴引饮，头痛，湿热便秘。

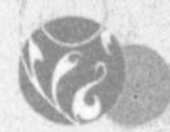

子和桂苓甘露饮

【组成】　滑石、石膏、寒水石、白术、茯苓、泽泻、人参、干葛各15克，甘草30克，藿香7克，木香3克。

【用法】　上药共研为末，每服3克。

【功效】　化气利水，清热降逆。

【主治】　脉虚水逆，伏暑烦渴。

清胃散

《兰室秘藏》

［金］李东垣

清胃散用升麻连　当归生地牡丹全

或益石膏平胃热　口疮吐衄及牙宣

【组成】 升麻6克，黄连3～6克，当归6克，生地12克，丹皮6克。

【用法】 上药水煎服。

【功效】 清胃凉血。

【主治】 胃有积热。症见牙痛牵引头痛，面颊发热，其齿恶热喜冷；或牙龈溃烂；或牙宣出血；或唇舌颊腮肿痛；口气热臭，口舌干燥，舌红苔黄，脉滑大而数。

泻黄散

《小儿药证直诀》

［宋］钱　乙

泻黄甘草与防风　石膏栀子藿香充

炒香蜜酒调和服　胃热口疮并见功

【组成】 甘草18克，防风24克，石膏3克，栀子1克，藿香5克。

【用法】 上药水煎服。

【功效】 泻脾散郁。

【主治】 热在肌肉，脾胃伏火。症见口燥唇干，口疮口臭，烦热易饥，舌红脉数，及脾热弄舌等。

钱乙泻黄散

《证治准绳》

［明］王肯堂

钱乙泻黄升防芷　芩夏石斛同甘枳

亦治胃热及口疮　火郁发之斯为美

【组成】　升麻、防风、白芷、黄芩、枳壳各4.5克，半夏3克，石斛4克，甘草2.1克，生姜3片。

【用法】　上药水煎服。

【功效】　发散脾胃郁火。

【主治】　脾胃风热郁火。症见口唇燥裂，或生口疮。

泻白散

《小儿药证直诀》

［宋］钱　乙

泻白桑皮地骨皮　甘草粳米四般宜

参茯知芩皆可入　肺炎喘嗽此方施

【组成】　桑白皮、地骨皮各20克，甘草3克，粳米9克。

【用法】　上药水煎服。

【功效】　平喘止咳，泻肺清热。

【主治】　肺热气壅。症见咳嗽或喘，皮肤蒸热，日晡尤盛，舌红苔黄，脉细数。

☆附　方

加减泻白散

【组成】　桑白皮30克，地骨皮21克，甘草、陈皮、青皮、五味子、人参各15克，茯苓9克。

【用法】　上药水煎服。

【功效】　泻肺清热，平喘止咳，益胃止呕。

【主治】　肺热咳嗽，喘急呕吐。

加减泻白散

【组成】 桑白皮30克，知母、陈皮、桔梗、地骨皮各15克，青皮、甘草、黄芩各9克。

【用法】 上药水煎服。

【功效】 泻肺清热，平喘止咳，行气利膈。

【主治】 咳嗽气喘，烦热口渴，胸膈不利。

泻青丸

《小儿药证直诀》

［宋］钱　乙

泻青丸用龙胆栀　下行泻火大黄资
羌防升上芎归润　火郁肝经用此宜

【组成】 龙胆草、山栀、大黄、羌活、防风、当归、川芎各等份。

【用法】 上药共研为末，和蜜为丸，每服9克，小儿酌减，竹叶煎汤同砂糖化下；或水煎服。

【功效】 清肝泻火。

【主治】 肝火郁结。症见不能安卧，烦躁易怒，目赤肿痛，尿赤便秘，脉洪实；及小儿急惊，热盛抽搐。

龙胆泻肝汤

《医宗金鉴》

［清］吴　谦

龙胆泻肝栀芩柴　生地车前泽泻偕
木通甘草当归合　肝经湿热力能排

【组成】 龙胆草、生地、车前子各9克，栀子9克，黄芩9克，柴胡6克，泽泻12克，当归3克，木通9克，甘草6克。

【用法】 上药水煎服。

【功效】 泻肝胆实火，清下焦湿热。

【主治】 肝胆实火上扰，头痛目赤，胁痛口苦，耳聋耳肿；湿热下注，阴肿阴痒，筋痿阴汗，小便淋浊，妇女湿热带下。

十六、除痰之剂

二陈汤

《太平惠民和剂局方》

［宋］太平惠民和剂局

二陈汤用半夏陈　益以茯苓甘草成
利气调中兼去湿　一切痰饮此为珍
导痰汤内加星枳　顽痰胶固力能驯
若加竹茹与枳实　汤名温胆可宁神
润下丸仅陈皮草　利气祛痰妙绝伦

【组成】 半夏、橘红各15克，白茯苓9克，炙甘草5克，生姜3克，乌梅1个。

【用法】 上药水煎服。

【功效】 理气和中，燥湿化痰。

【主治】 湿痰咳嗽，痰多色白易咯，胸膈痞闷，恶心呕吐，肢体困倦，或头眩心悸，舌苔白润，脉滑。

☆**附　方**

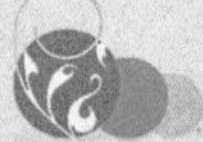

导痰汤

【组成】 半夏6克，南星、枳实、茯苓、橘红各3克，甘草1.5克，生姜10片。

【用法】 上药水煎服。

【功效】 行气开郁，燥湿祛痰。

【主治】 胸膈痞塞，痰涎壅盛，或咳嗽恶心，饮食少思，及肝风挟痰，呕不能食，头晕口干，不时吐痰，甚或痰厥。

温胆汤

【组成】 半夏、竹茹、枳实各6克，陈皮9克，炙甘草3克，茯苓5克，生姜5片，大枣1枚。

【用法】 上药水煎服。

【功效】 清胆和胃，理气化痰。

【主治】 痰热内扰，胆胃不和，虚饮不眠，或呕吐呃逆，及惊悸不宁、癫痫等。

润下丸

【组成】 陈皮240克，炙甘草60克。

【用法】 共研为细末，用蒸饼泡成糊做丸。

【功效】 利气祛痰。

【主治】 积块少食，膈中痰饮。

涤痰汤

《济生方》

［宋］严用和

涤痰汤用半夏星　甘草橘红参茯苓
竹茹菖蒲兼枳实　痰迷舌强服之醒

【组成】 姜制半夏、胆星各8克，橘红、枳实、茯苓各6克，人参、菖蒲3克，竹茹2克，甘草2克。

【用法】 加姜、枣，水煎服。

【功效】 涤痰开窍。

【主治】 卒中痰迷心窍，舌强不能言。

青州白丸子

《太平惠民和剂局方》

［宋］太平惠民和剂局

青州白丸星夏并　白附川乌俱用生
晒露糊丸姜薄引　风痰瘫痪小儿惊

【组成】 生天南星 90 克，生半夏 210 克，生白附子 60 克，生川乌 15 克。

【用法】 研成极细末，盛绢袋中，用井水摆出粉，手搓以尽为度，将药置瓷盆中，日晒夜露，每日换清水搅之，春 5 日，夏 3 日，秋 7 日，冬 10 日，晒干，糯米糊丸如绿豆大。初服 5 丸，加至 15 丸，姜汤下。瘫痪每服 20 丸，温酒下。小儿惊风每服 2 ~ 3 丸，薄荷汤下。

【功效】 祛风化痰，燥湿散寒。

【主治】 风痰壅盛。症见呕吐涎沫，半身不遂，口眼斜，手足瘫痪，及小儿惊风等。

清气化痰丸

《医方考》

［明］吴　昆

清气化痰星夏橘　杏仁枳实瓜蒌实
芩苓姜汁为糊丸　气顺火消痰自失

【组成】 胆南星、半夏各 4.5 克，瓜蒌仁、陈皮、黄芩、杏仁、枳实、茯苓各 30 克。

【用法】 上药水煎服。

【功效】 理气止咳，清热化痰。

【主治】 痰热内结。症见咳嗽痰黄，胸膈痞满，咯之不爽，小便短赤，舌质红，苔黄腻，脉滑数。

顺气消食化痰丸

《瑞竹堂经验方》

［元］萨 迁

顺气消食化痰丸 青陈星夏菔苏攒
曲麦山楂葛杏附 蒸饼为糊姜汁抟

【组成】 胆星、半夏各 480 克，青皮、陈皮、生莱菔子、炒苏子、炒神曲、炒麦芽、炒山楂、杏仁、制香附各 30 克。

【用法】 上药研为细末，用姜汁和蒸饼煮糊成丸，如梧桐子大，每服 9 克。

【功效】 通顺气机，消食化痰。

【主治】 酒湿食积生痰。症见痰多而黏，胸膈胀闷，早晨咳嗽等。

礞石滚痰丸

《丹溪心法附余》

［明］方 广

滚痰丸用青礞石 大黄黄芩沉水香
百病多因痰作祟 顽痰怪症力能匡

【组成】 大黄、黄芩各 240 克，礞石、焰硝各 30 克，沉香 15 克。

【用法】 水泛小丸，每次服 5 ~ 9 克，每日 1 ~ 2 次；或水煎服。

【功效】 泻火逐痰。

【主治】 实热老痰。发为癫狂惊悸，或怔忡昏迷，或咳喘痰稠，或胸脘痞闷，或眩晕耳鸣，或绕项结核，或口眼蠕动，或不寐，或梦寐奇怪之状，或骨节疼痛，或噎塞烦闷，大便秘结，苔黄厚，脉滑数。

金沸草散

《类证活人书》

［宋］朱　肱

金沸草散前胡辛　半夏荆甘赤茯因
煎加姜枣除痰嗽　肺感风寒头目颦
局方不用细辛茯　加入麻黄赤芍均

【组成】　旋覆花、前胡、细辛各3克，荆芥5克，半夏1.5克，炙甘草1克，赤茯苓2克，生姜5片，大枣1枚。

【用法】　上药水煎服。

【功效】　发散风寒，消痰降气。

【主治】　中脘停痰，又感受风寒。症见咳嗽痰多，发热恶寒，头昏目痛，鼻塞声重等。

☆附　方

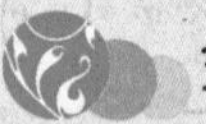

金沸草散

【组成】　麻黄、前胡各9克，荆芥穗12克，甘草、半夏、赤芍各3克。

【用法】　加生姜3片，大枣1枚，水煎服。

【功效】　宣肺发表，消痰止咳，凉血清热。

【主治】　外感风寒，咳嗽喘满，痰涎不利。

半夏白术天麻汤

《脾胃论》

［金］李东垣

半夏白术天麻汤　参芪橘柏及干姜
苓泻麦芽苍术曲　太阴痰厥头痛良

【组成】 半夏、麦芽、陈皮各4.5克，白术、炒神曲各3克，天麻、苍术、人参、黄芪、白茯苓、泽泻各1.5克，黄柏、干姜各1克。

【用法】 上药水煎服。

【功效】 定风止晕，健脾化饮。

【主治】 痰厥头痛。症见头痛欲裂，眼黑头眩，咳痰稠黏，恶心烦闷，身重如山，四肢厥冷等。

常山饮

《太平惠民和剂局方》

［宋］太平惠民和剂局

常山饮中知贝取　乌梅草果槟榔聚
姜枣酒水煎露之　劫痰截疟功堪诩

【组成】 常山6克，知母、贝母、草果、槟榔各3克，乌梅2个，生姜3片，大枣1枚。

【用法】 水酒各半煎，露一宿，空腹服。

【功效】 劫痰截疟。

【主治】 疟疾。

截疟七宝饮

《杨氏家藏方》

［宋］杨　倓

截疟七宝常山果　槟榔朴草青陈伙
水酒合煎露一宵　阳经实疟服之妥

【组成】 常山3克，草果、槟榔、厚朴、炙甘草、青皮、陈皮各1.5克。

【用法】 水酒各半煎，露一宿，空腹服。

【功效】 截止发作，劫除疟痰。

【主治】 三阳经实疟久发不止，寸口脉弦滑浮大。

十七、收涩之剂

金锁固精丸

《医方集解》

［清］汪 昂

金锁固精芡莲须 龙骨蒺藜牡蛎需

莲粉糊丸盐酒下 涩精秘气滑遗无

【组成】 沙苑蒺藜、芡实、莲须各60克，龙骨、牡蛎各30克。

【用法】 莲子粉糊丸，每服9克，空腹淡盐汤下；或入莲子肉，水煎服。

【功效】 补肾涩精。

【主治】 精关不固，肾虚精亏。症见遗精滑泄，神疲乏力，四肢疲软，腰酸耳鸣等。

茯菟丹

《太平惠民和剂局方》

［宋］太平惠民和剂局

茯菟丹疗精滑脱 菟苓五味石莲末

酒煮山药为糊丸 亦治强中及消渴

【组成】 菟丝子300克，五味子240克，茯苓、石莲肉各90克，山药180克。

【用法】 先酒浸菟丝子，余酒煮山药为糊，和余药末为丸，每服9克，每日2～3次。遗精用淡盐汤下；白浊用茯苓汤下；赤浊用灯芯汤下；消渴及强中证用米汤下。

【功效】 镇益心神，固肾涩精，渗湿止浊。

【主治】 思虑太过，心气不足，肾经虚损，真阳不固，症见溺有余沥，小便白浊，梦寐频泄，强中消渴。

治浊固本丸

《医学正传》引李东垣方

［明］虞 抟

治浊固本莲蕊须 砂仁连柏二苓俱
益智半夏同甘草 清热利湿固兼驱

【组成】 莲须、黄连、猪苓各60克，砂仁、黄柏、益智仁、半夏、茯苓各30克，炙甘草9克。

【用法】 上药共研为末，汤浸蒸饼和丸，如梧桐子大，每服50～70丸（9克），空腹温酒下。

【功效】 健脾温肾，清热利湿。

【主治】 胃中湿热，渗入膀胱。症见小便下浊不止。

诃子散

《兰室秘藏》

［金］李东垣

诃子散用治寒泻 炮姜粟壳橘红也
河间木香诃草连 仍用术芍煎汤下
二者药异治略同 亦主脱肛便血者

【组成】 煨诃子2.1克，炮姜1.8克，罂粟壳、橘红各1.5克。

【用法】 上药水煎服。

【功效】 固肾收脱，涩肠止泻。

【主治】 肠鸣腹痛，虚寒泄泻，米谷不化，脱肛不收，或久痢，便脓血。

☆附　方

河间诃子散

【组成】 诃子（半生半煨）30克，木香15克，甘草3克，黄连9克。

【用法】 上药共研为末，每服6克，用白术、芍药汤调下。

【功效】 涩肠止泻。

【主治】 泻久腹痛渐已，泻下渐少。

桑螵蛸散

《本草衍义》

［宋］寇宗奭

桑螵蛸散治便数　参苓龙骨同龟壳
菖蒲远志及当归　补肾宁心健忘觉

【组成】 桑螵蛸、远志、菖蒲、龙骨、人参、茯神、当归、龟甲各30克。

【用法】 上药共研为末，睡前党参汤调下6克；或水煎服。

【功效】 涩精止遗，调补心肾。

【主治】 小便频数，或尿如米泔色，心神恍惚，健忘，或遗尿遗精，舌淡苔白，脉细弱。

真人养脏汤

《太平惠民和剂局方》

［宋］太平惠民和剂局

真人养脏诃粟壳　肉蔻当归桂木香
术芍参甘为涩剂　脱肛久痢早煎尝

【组成】 人参9克，当归9克，白术12克，肉豆蔻12克，肉桂5克，炙甘草6克，白芍25克，木香10克，诃子12克，罂粟壳6克。

【用法】 上药水煎服。

【功效】 涩肠固脱，温补脾肾。

【主治】 久泻久痢，脾肾虚寒。症见滑脱不禁，腹痛喜温喜按，或下痢赤白，或便脓血，日夜无度，里急后重，脐腹疗痛，倦怠食少。

当归六黄汤

《兰室秘藏》

［金］李东垣

当归六黄治汗出　芪柏芩连生熟地
泻火固表复滋阴　加麻黄根功更异
或云此药太苦寒　胃弱气虚在所忌

【组成】 当归、生地、熟地、黄柏、黄芩、黄连各等份，黄芪加倍。

【用法】 上药水煎服。

【功效】 固表止汗，滋阴清热。

【主治】 阴虚有火。症见盗汗发热，面赤口干，心烦唇燥，便难尿赤，舌红脉数。

柏子仁丸

《普济本事方》

［宋］许叔微

柏子仁丸人参术　麦麸牡蛎麻黄根
再加半夏五味子　阴虚盗汗枣丸吞

【组成】 柏子仁60克，人参、白术、牡蛎、麻黄根、半夏、五味子各30克，麦麸15克。

【用法】 上药共研为末，枣肉和丸，如梧桐子大，每服50丸（9

克），空腹米汤送下，每日2～3次。

【功效】 清热收敛，养心宁神。

【主治】 阴虚火旺。症见夜寐不安，盗汗。

牡蛎散

《太平惠民和剂局方》

［宋］太平惠民和剂局

阳虚自汗牡蛎散　黄芪浮麦麻黄根
扑法芎藁牡蛎粉　或将龙骨牡蛎扪

【组成】 黄芪、麻黄根、牡蛎各30克。

【用法】 入小麦30克，水煎服。

【功效】 固表敛汗。

【主治】 诸虚不足。症见体常自汗，夜卧尤甚，久而不止，心悸惊惕，短气烦倦，舌质淡红，脉细弱。

十八、杀虫之剂

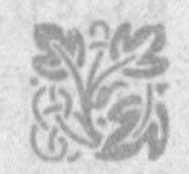

乌梅丸

《伤寒杂病论》

［东汉］张仲景

乌梅丸用细辛桂　人参附子椒姜继
黄连黄柏及当归　温藏安蛔寒厥剂

【组成】 乌梅30克，细辛6克，附子15克，桂枝12克，人参12克，黄柏12克，干姜15克，黄连8克，当归12克，蜀椒10克。

【用法】 乌梅用醋浸一宿，去核，和余药打匀，烘干或晒干，研末，加蜜制丸，每服 9 克，每日 1 ~ 3 次，空腹服；或水煎服。

【功效】 泻热安蛔，温脏补虚。

【主治】 蛔厥证。症见心烦呕吐，时发时止，食入吐蛔，手足厥冷，腹痛。又治久痢，久泻。

化虫丸

《太平惠民和剂局方》

［宋］太平惠民和剂局

化虫鹤虱及使君　槟榔芜荑苦楝群

白矾胡粉糊丸服　肠胃诸虫永绝氛

【组成】 鹤虱、槟榔、苦楝根皮、胡粉各 30 克，使君子、芜荑各 15 克，白矾 7.5 克。

【用法】 上药共研为细末，用酒煮面糊作丸，据年龄酌量服。

【功效】 驱杀肠中诸虫。

【主治】 肠中诸虫。发作时腹痛，往来上下，呕吐清水或吐蛔。

十九、痈疡之剂

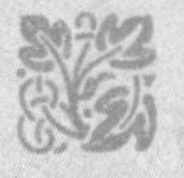

真人活命饮

《校注妇人良方》

［明］薛　己

真人活命金银花　防芷归陈草节加

贝母天花兼乳没　穿山角刺酒煎嘉

一切痈疽能溃散　溃后忌服用毋差

大黄便实可加使　铁器酸物勿沾牙

【组成】 白芷、贝母、防风、赤芍、归尾、甘草节、皂角刺、穿山甲、天花粉、乳香、没药各3克，金银花、陈皮各9克。

穿山甲

【用法】 上药水煎服，或水酒各半煎服。

【功效】 消肿溃坚，清热解毒，活血止痛。

【主治】 疮疡肿毒初起，红肿疼痛，或身热，凛寒，苔薄白或黄，脉数有力。

金银花酒

《外科精义》

［元］齐德之

金银花酒加甘草　奇疡恶毒皆能保
护膜须用蜡矾丸　二方均是疡科宝

【组成】 鲜金银花150克，甘草30克。

【用法】 水、酒各半煎，分3次服。

【功效】 消毒止痛，消肿散瘀。

【主治】 一切痈疽恶疮，及肺痈肠痈初起。

☆附　方

蜡矾丸

【组成】 黄蜡60克，白矾30克。

【用法】 先将蜡熔化，少冷，入矾和丸，如梧桐子大，每次服10丸，渐加至百丸，酒送下，每日2～3次。

【功效】 护膜托里，使毒不攻心。

【主治】 痈疽疮疡，金石发疽，肺痈乳痈，痔漏肿痛，及毒虫蛇犬咬伤。

托里十补散

《太平惠民和剂局方》

［宋］太平惠民和剂局

托里十补参芪芎　归桂白芷及防风
甘桔厚朴酒调服　痈疡脉弱赖之充

【组成】　黄芪、当归、人参各6克，川芎、肉桂、白芷、防风、甘草、桔梗、厚朴各3克。

【用法】　上药共研为细末，每次服6克，加至18克，热酒调服。

【功效】　温通消散，益气和血。

【主治】　痈疡初起，毒重痛甚，形体羸瘦，脉弱无力。

托里温中汤

《卫生宝鉴》

［元］罗天益

托里温中姜附羌　茴木丁沉共四香
陈皮益智兼甘草　寒疡内陷呕泻良

【组成】　炮姜、羌活各9克，炮附子12克，木香4.5克，茴香、丁香、沉香、陈皮、益智仁、炙甘草各3克，生姜5片。

【用法】　上药水煎服。

【功效】　温中托毒，散寒消痞。

【主治】　疮疡属寒，疮毒内陷，脓汁清稀，心下痞满，肠鸣腹痛，大便溏泻，食则呕逆，时发昏愦等。

托里定痛汤

《疡医大全》

［清］顾世澄

托里定痛四物兼　乳香没药桂心添

再加蜜炒罂粟壳　溃疡虚痛去如拈

【组成】 熟地、当归、白芍、川芎、乳香、没药、肉桂、罂粟壳各等份。

【用法】 上药水煎服。

【功效】 托里充肌，消肿止痛。

【主治】 痈疽溃后不敛，血虚疼痛。

散肿溃坚汤

《兰室秘藏》

［金］李东垣

散肿溃坚知柏连　花粉黄芩龙胆宣

升柴翘葛兼甘桔　归芍棱莪昆布全

【组成】 黄芩 24 克，知母、黄柏、天花粉、龙胆草、桔梗、昆布各 15 克，黄连 3 克，柴胡 12 克，升麻、连翘、炙甘草、三棱、莪术各 9 克，葛根、当归尾、芍药各 6 克。

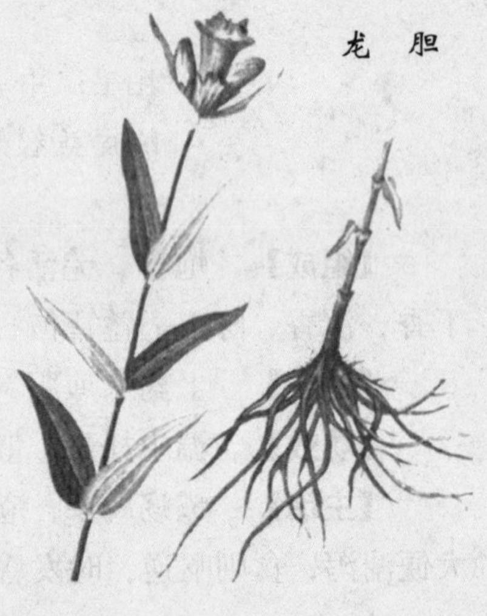

【用法】 上药水煎服。

【功效】 消肿溃坚，泻火散结。

【主治】 马刀疮，结硬如石，或在耳下至缺盆中，或于肩上，或于胁下；及瘰疬遍于颏，或至颊车，坚而不溃；或上二证已破流水者。

二十、经产之剂

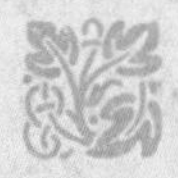

妊娠六合汤

《医垒元戎》

[元]王好古

海藏妊娠六合汤　四物为君妙义长
伤寒表虚地骨桂　表实细辛兼麻黄
少阳柴胡黄芩入　阳明石膏知母藏
小便不利加苓泻　不眠黄芩栀子良
风湿防风与苍术　温毒发斑升翘长
胎动血漏名胶艾　虚痞朴实颇相当
脉沉寒厥亦桂附　便秘蓄血桃仁黄
安胎养血先为主　余因各症细参详
后人法此治经水　过多过少别温凉
温六合汤加芩术　色黑后期连附商
热六合汤栀连益　寒六合汤加附姜
气六合汤加陈朴　风六合汤加艽羌
此皆经产通用剂　说与时师好审量

【组成】 熟地、白芍、当归、川芎各30克。

（1）柴胡六合汤：加柴胡、黄芩各21克。

（2）石膏六合汤：加石膏、知母各15克。

（3）栀子六合汤：加栀子、黄芩各15克。

（4）茯苓六合汤：加茯苓、泽泻各15克。

（5）升麻六合汤：加升麻、连翘各15克。

（6）风湿六合汤：加防风、制苍术各21克。

（7）表虚六合汤：加桂枝、地骨皮各21克。

（8）表实六合汤：加麻黄、细辛各15克。

（9）朴实六合汤：加厚朴、炒枳实各15克。

（10）胶艾六合汤：加阿胶、艾叶各15克。

（11）大黄六合汤：加大黄15克，桃仁5克。

（12）附子六合汤：加炮附子、肉桂各15克。

【用法】 上药水煎服。

【功效】 养血安胎，分别兼以解肌止汗；发汗解表；清热生津；利水通小便；清三焦虚热；散风燥湿；清温（热）解毒；暖宫止血；散寒回阳；消痞散满；泻结破瘀。

【主治】 妊娠而病伤寒，分别择重于：

（1）寒热往来，心烦喜呕，胸胁满痛，脉弦。

（2）阳明经证见身热不恶寒，有汗口渴，脉长而大。

（3）发汗或攻下后，虚烦不得眠。

（4）足太阳膀胱腑病见小便不利。

（5）下后过经不愈，转为温毒发斑如锦纹。

（6）感受风湿，四肢骨节烦疼，头痛发热而脉浮。

（7）伤风，表虚自汗，头痛项强，身热恶寒，脉浮缓。

（8）伤寒，表实无汗，头痛身热，恶寒，脉浮紧。

（9）发汗或攻下后，心下虚痞，腹中胀满。

（10）发汗或攻下后，血漏不止，胎气受损，胎动不安。

（11）阳明、太阳本病见大便色黑而硬，小便色赤而畅，腹胀气满而脉沉数（蓄血）。

（12）少阴证见脉沉而迟，四肢拘急，腹中痛，身凉有微汗。

☆附　方

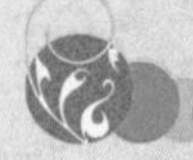

温六合汤

【组成】 熟地、白芍、当归、川芎、黄芩、白术各30克。

【用法】 上药水煎服。

【功效】 健脾统血，清阳凉血。

【主治】 月经过多，气虚血热。

连附六合汤

【组成】 熟地、白芍、当归、川芎各30克，黄连、香附各适量。

【用法】 上药水煎服。

【功效】 清热行气，养血调经。

【主治】 月经后期，气滞血热，色黑不畅。

热六合汤

【组成】 熟地、白芍、当归、川芎各30克，黄连、栀子各适量。

【用法】 上药水煎服。

【功效】 清热凉血，养血调经。

【主治】 血虚有热，月经妄行，发热心烦，不能睡卧。

寒六合汤

【组成】 熟地、白芍、当归、川芎各30克，附子、干姜各适量。

【用法】 上药水煎服。

【功效】 温阳散寒，养血调经。

【主治】 虚寒脉微自汗，清便自调，气难布息。

气六合汤

【组成】 熟地、白芍、当归、川芎各30克，厚朴、陈皮各适量。

【用法】 上药水煎服。

【功效】 理气开郁，养血调经。

【主治】 月经不畅，气郁经阻，腹胁胀痛。

风六合汤

【组成】 熟地、白芍、当归、川芎各30克，秦艽、羌活各适量。

【用法】 上药水煎服。

【功效】 祛风止眩，养血和血。

【主治】 产后血脉空虚，感受风邪而发痉厥。

胶艾汤

《金匮要略》

［东汉］张仲景

胶艾汤中四物先　阿胶艾叶甘草全
妇人良方单胶艾　胎动血漏腹痛全
胶艾四物加香附　方名妇宝调经专

【组成】 川芎、甘草各 6 克，阿胶 9 克，艾叶、当归各 9 克，芍药、生地各 12 克。

【用法】 水（酒）煎去滓，入阿胶烊化，温服。

【功效】 调经安胎，补血止血。

【主治】 妇人冲任虚损，月经过多，崩中漏下，淋沥不止，或半产后下血不绝，或妊娠下血，腹中疼痛。

☆附　方

胶艾汤

【组成】 阿胶（蛤粉炒）15 克。

【用法】 炖化，艾叶 1.5 克，煎汤冲服。

【功效】 止血安胎。

【主治】 腹痛漏血，胎动不安。

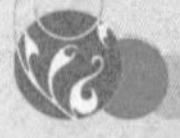

妇宝丹

【组成】 熟地 12 克，白芍、川芎、当归、阿胶、艾叶、香附各 9 克。

【用法】 分别用童便、盐水、酒、醋浸泡 3 日后炒。

【功效】 行气调经，养血活血。

【主治】 血虚有寒，月经不调。

当归散

《金匮要略》

［东汉］张仲景

当归散益妇人妊　术芍芎归及子芩
安胎养血宜常服　产后胎前功效深

【组成】 当归、黄芩、芍药、川芎各480克，白术240克。

【用法】 上药共研细末，用酒调服6～9克，每日2次。

【功效】 养胎安胎，清热去湿。

【主治】 血少有热，妇人妊娠，胎动不安，及曾经数次半产者。

黑神散

《太平惠民和剂局方》

［宋］太平惠民和剂局

黑神散中熟地黄　归芍甘草桂炮姜
蒲黄黑豆童便酒　消瘀下胎痛逆忘

【组成】 熟地、归尾、赤芍、蒲黄、肉桂、干姜、炙甘草各120克，黑豆15克。

【用法】 上药共研为散，每服6克，温酒调下。原方用酒和童便各半盏同煎后调服。

【功效】 消瘀行血，下胎。

【主治】 产后恶露不尽，或攻冲作痛，或脐腹坚胀撮痛，及胞衣不下、胎死腹中、产后瘀血等。

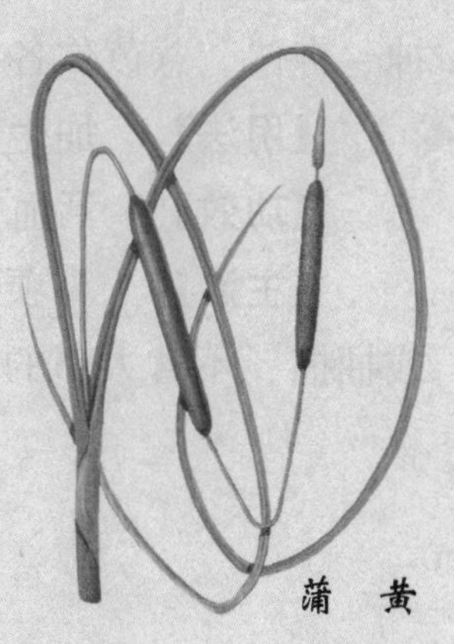
蒲　黄

清魂散

《济生方》

［宋］严用和

清魂散用泽兰叶　人参甘草川芎协
荆芥理血兼祛风　产中昏晕神魂帖

【组成】　泽兰叶、人参各3克，炙甘草1克，川芎3克，荆芥9克。

【用法】　上药共研为末，每服3～6克，温酒热汤各半盏调服。同时可用醋喷在炭火上，取烟熏鼻。

【功效】　益气血，散外邪。

【主治】　产后恶露已尽，气血虚弱，感冒风邪，忽然昏晕不省人事。

羚羊角散

《济生方》

［宋］严用和

羚羊角散杏薏仁　防独芎归又茯神
酸枣木香和甘草　子痫风中可回春

【组成】　羚羊角3克，独活、防风、川芎、当归、炒酸枣仁、茯神、杏仁、薏苡仁各1.5克，木香、甘草各0.8克。

【用法】　加生姜5片，水煎服。

【功效】　活血安胎，清热镇痉。

【主治】　头项强直，妊娠卒中，筋脉挛急，言语蹇涩，痰涎不利，或抽搐、不省人事的子痫证。

当归生姜羊肉汤

《金匮要略》

［东汉］张仲景

当归生姜羊肉汤　产后腹痛蓐劳匡
亦有加入参芪者　千金四物甘桂姜

【组成】　当归9克，生姜15克，羊肉100克。

【用法】　上药水煎服。

【功效】　祛寒止痛，温中补虚。

【主治】　妇人产后腹中疠痛，及产后气血皆虚，发热自汗，肢体疼痛的褥劳证。

☆**附　方**

当归羊肉汤

【组成】　黄芪6克，人参、当归各5克，生姜3克，羊肉100克。

【用法】　上药水煎服。

【功效】　祛寒止痛，补益气血。

【主治】　褥劳。

千金羊肉汤

【组成】　干地黄15克，当归、芍药、生姜各9克，川芎6克，甘草、肉桂各3克。

【用法】　上药水煎服。

【功效】　散寒止痛，养血补虚。

【主治】　产后身体虚羸，腹中绞痛，自汗出。

达生散

《丹溪心法》

[元]朱丹溪

达生紫苏大腹皮　参术甘陈归芍随
再加葱叶黄杨脑　孕妇临盆先服之
若将川芎易白术　紫苏饮子子悬宜

【组成】　当归、芍药、人参、白术、陈皮、紫苏各3克，炙甘草6克，大腹皮9克。

【用法】　上药共研为粗末，加青葱5叶，黄杨脑子（即叶梢）7个，或加枳壳、砂仁，水煎服。

【功效】　顺气安胎，补气养血。

【主治】　胎产不顺，气血虚弱。

☆附　方

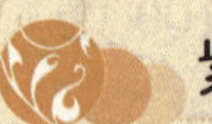

紫苏饮

【组成】　当归9克，芍药、大腹皮、人参、川芎、陈皮各15克，紫苏30克，炙甘草3克。

【用法】　上药水煎服。

【功效】　安胎止痛，顺气和血。

【主治】　胎气不和，胀满疼痛；兼治临产惊恐，气结连日不下。

参术饮

《丹溪心法》

[元]朱丹溪

妊娠转胞参术饮　芎芍当归熟地黄
炙草陈皮兼半夏　气升胎举自如常

【组成】 当归、人参、白术、甘草、熟地、川芎、白芍、陈皮、半夏各 9 克。

【用法】 加生姜，水煎服。

【功效】 升气举胎，补益气血。

【主治】 妊娠转胞，脐下急痛，小便频数或不通。

牡丹皮散

《妇人大全良方》

［宋］陈自明

牡丹皮散延胡索　归尾桂心赤芍药
牛膝棱莪酒水煎　气行瘀散血瘕削

【组成】 牡丹皮、延胡索、当归尾、桂心各 30 克，牛膝、赤芍、莪术各 60 克，三棱 45 克，元胡适量。

【用法】 共研为粗末，每次 9 克，水酒各半煎服。

【功效】 化瘀行滞。

【主治】 血瘕，心腹间攻冲走注作痛，痛时见硬块，移动而不固定。

固经丸

《医学入门》

［明］李　梴

固经丸用龟板君　黄柏樗皮香附群
黄芩芍药酒丸服　漏下崩中色黑殷

【组成】 黄芩、白芍、龟板各 30 克，椿根皮 21 克，黄柏 9 克，香附 7.5 克。

【用法】 制成丸，每服 9 克，食前温开水送服；或水煎服。

【功效】 止血固经，滋阴清热。

【主治】 迫血妄行，阴虚内热。症见经行不止，崩中漏下，血色深红，兼夹紫黑瘀块，心胸烦热，腹痛溲赤，舌红，脉弦数。

柏子仁丸

《妇人大全良方》

［宋］陈自明

柏子仁丸熟地黄　牛膝续断泽兰芳
卷柏加之通血脉　经枯血少肾肝匡

【组成】 柏子仁、牛膝、卷柏各15克，泽兰、续断各60克，熟地30克。

【用法】 上药共研为细末，炼蜜为丸，梧桐子大，每服30丸（9克），空腹米汤送下。

【功效】 补血通经，养心安神。

【主治】 女子血少神衰，月经停闭，形体羸瘦。

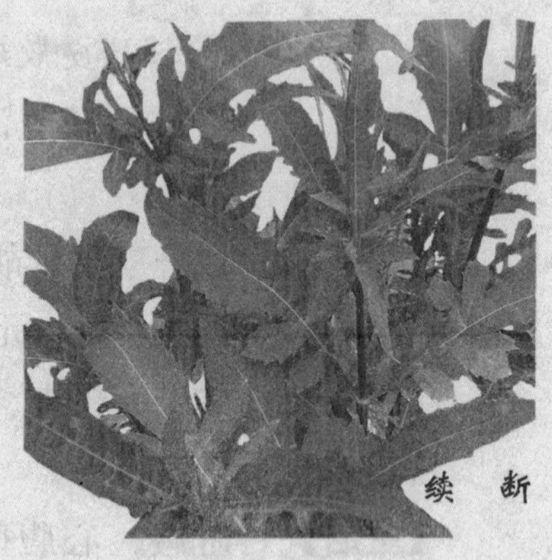
续断

二十一、幼科之剂

回春散

《古验方》

佚名

回春丹用附雄黄　冰麝羌防蛇蝎襄
朱贝竺黄天胆共　犀黄蚕草钩藤良

【组成】 白附子、雄黄、羌活、防风、全蝎、朱砂、天麻、僵蚕各9克，冰片、麝香各4.5克，蛇含石24克，川贝、天竺黄各30克，犀牛黄3克，胆星60克，钩藤适量。

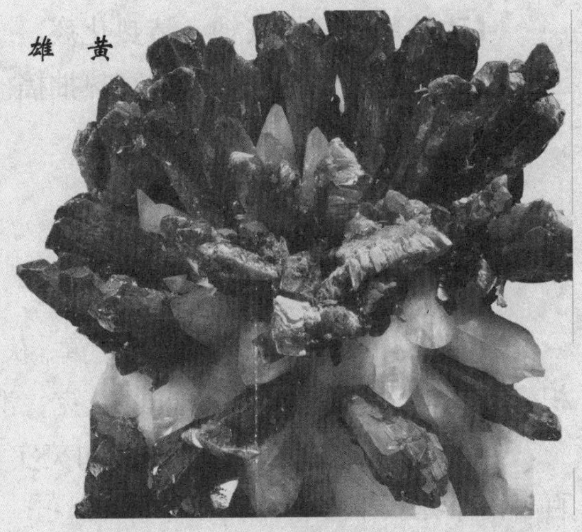
雄　黄

【用法】 各研成细末。再用甘草30克，钩藤60克，水煎，和蜜为丸，如花椒大，晒干后蜡封。1～3岁服2粒，3～5岁服3粒，6～9岁服4粒，每日3次，7天为1疗程，重者隔5天再服第2疗程。钩藤、薄荷煎汤送下；周岁以内小儿，可用一粒化开，搽乳头上吮下。

【功效】 镇惊熄风，清热安神，化痰开窍。

【主治】 急慢惊风、抽搐、瘛疭、伤寒邪热、斑疹烦躁、痰喘气急、五痫痰厥等证。

抱龙丸

《卫生宝鉴》

［元］罗天益

抱龙星麝竺雄黄　加入辰砂痰热尝
琥珀抱龙星草枳　苓淮参竺箔朱香
牛黄抱龙星辰蝎　苓竺腰黄珀麝僵
明眼三方凭选择　急惊风发保平康

【组成】 胆南星120克，麝香3克，天竺黄30克，雄黄、辰砂各15克。

【用法】 上药各研成细末，煮甘草膏和丸，如皂角子大，朱砂为衣。每服1丸，薄荷汤送下。

【功效】 镇惊安神，清热化痰。

【主治】 急惊，痰厥，高热抽搐。

☆**附　方**

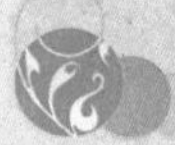

琥珀抱龙丸

【组成】 琥珀、人参、天竺黄、茯苓、檀香各 45 克，生甘草 90 克，枳壳、枳实、胆星 30 克，朱砂 15 克，淮山药 500 克。

【用法】 各研细末，和丸如芡实大，金箔为衣；每服 1 ~ 2 丸，百日内小儿服半丸，薄荷汤下。

【功效】 镇惊安神，清化热痰，兼以扶正。

牛黄抱龙丸

【组成】 牛黄 1.5 克，胆星 30 克，辰砂、全蝎各 4.5 克，茯苓 15 克，天竺黄 16.5 克，腰黄（即好的雄黄）、琥珀各 7.5 克，麝香 0.6 克，僵蚕 9 克。

【用法】 各研细末，将胆星烊化和药末为丸，每丸 1.2 克，金箔为衣；每服 1 ~ 2 丸，钩藤汤送下。

【功效】 化痰开窍，镇惊熄风。

【主治】 同抱龙丸。

肥儿丸

《医宗金鉴》

［清］吴　谦

肥儿丸用术参甘　麦曲荟苓查二连
更合使君研细末　为丸儿服自安然
验方别用内金朴　苓术青陈豆麦联
槟曲蟾虫连楂合　砂仁加入积消痊

【组成】 人参、芦荟各7.5克，白术、胡黄连各15克，黄连6克，茯苓9克，麦芽、神曲、山楂肉各10.5克，炙甘草4.5克，使君子肉12克。

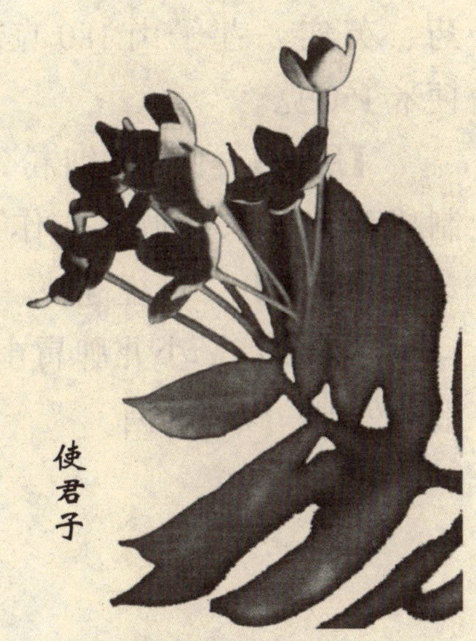
使君子

【用法】 上药共研为末，黄米糊为丸，如黍米大，每服20～30丸，米汤化下。现改炼蜜为丸，每丸3克，每服1～2丸。

【功效】 健脾清热，杀虫消积。

【主治】 脾疳。症见面黄消瘦，身热，困倦嗜卧，心下痞硬，乳食懒进，好食泥土，肚腹坚硬疼痛，头大颈细，有时吐泻烦渴、大便腥黏等。

☆附　方

验方肥儿丸

【组成】 鸡内金、厚朴、茯苓各120克，炒白术180克，青皮、陈皮各60克，炒扁豆、炒麦冬、炒山楂各240克，槟榔45克，干蟾11只，六神曲360克，五谷虫、胡黄连、砂仁90克。

【用法】 上药共研细末，蜜和作丸，每丸7.5克，每次服1丸，米汤送下。

【功效】 杀虫消积。

【主治】 脾疳。

八珍糕

民间验方

八珍糕与小儿宜　参术苓陈豆薏苡
淮药芡莲糯粳米　健脾益胃又何疑

【组成】 党参90克，白术60克，茯苓、扁豆、薏苡仁、淮山药、芡实、莲子肉180克，陈皮45克，糯米、粳米150克。

【用法】 共研细粉，加白糖300克，蒸制成膏，开水冲调，或作茶点吃。

【功效】 补虚健脾。

【主治】 小儿脾胃虚弱。症见消化不良，形瘦色黄，腹膨便溏。

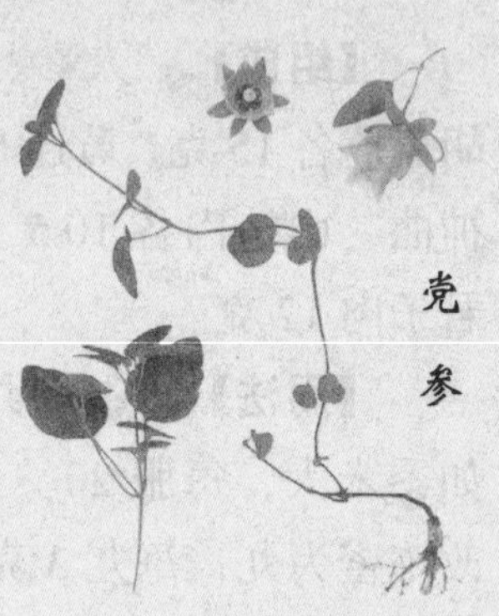

保赤丹

《古今医方集成》

［民国］吴克潜

保赤丹中巴豆霜　朱砂神曲胆星尝
小儿急慢惊风发　每服三丸自不妨

【组成】 巴豆霜9克，朱砂、胆星各30克，神曲45克。

【用法】 上药各研细末，用神曲糊丸，如绿豆大，朱砂为衣。每次服2～3粒，开水调化送下。

【功效】 化痰镇惊，清热导滞。

【主治】 小儿急慢惊风及胎火内热积滞，停食停乳引起痰涎壅盛，身烧面赤，肚腹胀满，烦躁不安，大便秘结等。

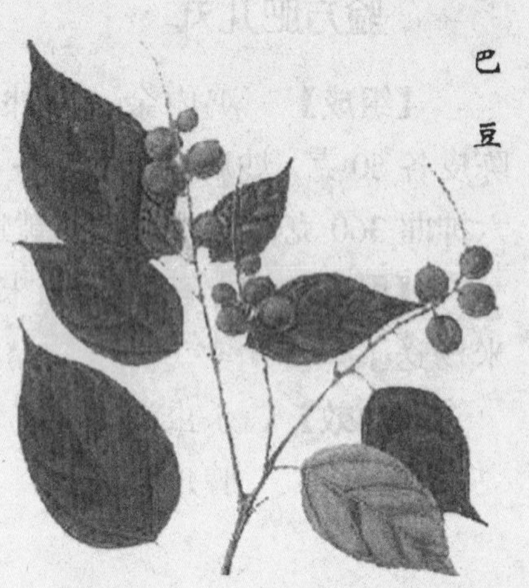

二十二、便用杂方

望梅丸

《医方集解》

［清］汪　昂

望梅丸用盐梅肉　苏叶薄荷与柿霜
茶末麦冬糖共捣　旅行赍服胜琼浆

【组成】　盐制乌梅肉120克，紫苏叶15克，薄荷叶、柿饼霜、细茶叶、麦冬各30克。

【用法】　上药共研为极细末，加白糖120克，共捣作丸如芡实大。每用1丸，含口中。

【功效】　提神，生津止渴。

【主治】　旅行中口渴。

骨灰固齿散

民间验方

骨灰固齿猪羊骨　腊月腌成煅碾之
骨能补骨咸补肾　坚牙健啖老尤奇

【组成】　腊月腌制的猪骨或羊骨。

【用法】　上药火煅，研极细末，每晨用牙刷蘸药末擦牙。

【功效】　使牙洁亮，坚固牙齿。

【主治】　年老脱齿。

软脚散

民间验方

软脚散中芎芷防　细辛四味碾如霜
轻撒鞋中行远道　足无箴疱汗皆香

【组成】　川芎、细辛各7.5克，白芷、防风各15克。
【用法】　上药共研为极细末，撒少许于鞋袜内。
【功效】　止痛除臭，活血舒筋，并能润滑。
【主治】　长途跋涉足底生泡，脚臭。

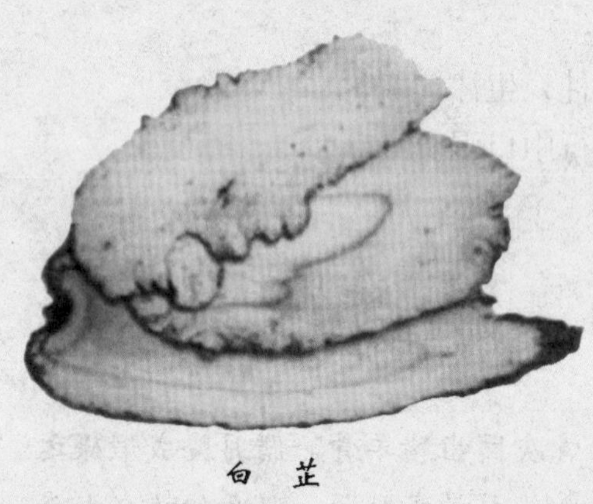

白　芷

经洛歌诀

一、十二经脉歌

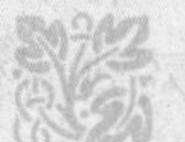

手太阴肺经歌

手太阴肺中焦起　下络大肠胃口行
上膈属肺从肺系　横从腋下膈内萦
前于心与心包脉　下肘循臂骨上廉
遂入寸口上鱼际　大指内侧爪甲根
支络还从腕后出　接次指交阳明经
此经多气而少血　是动则为喘满咳
膨膨肺胀缺盆痛　两手交瞀为臂厥
肺所主病咳上气　喘渴烦心胸满结
臑臂之内前廉痛　为厥或为掌中热
肩背痛是气有余　小便数欠或汗出
气虚亦痛溺色变　少气不足以报息

【歌诀释义】　手太阴肺经起始于中焦上腹腔部，向下行于大肠，再绕回胃的上口，继续向上，穿过膈膜，属于肺脏，沿肺上行，斜出横行经腋下，沿上臂内侧，在手少阴心经和手厥阴心包经的前面，一直下行到肘内，而后继续沿着臂内仙桡骨行到掌后高骨下面，入于寸口，经过鱼际，到大拇指内侧，停止于爪甲的根部。另一支脉络从掌后高骨处，走出手腕的后面，直达示指末端，接手阳明大肠经。

此经多气而少血，经气有了病变，就会出现肺部胀满，咳嗽、缺盆疼痛。严重时，可见到患者两手交捧紧按于胸前，感到心中烦闷，视觉模糊不清，也可出现前臂部厥冷、麻木疼痛等。

此经所属腧穴，以肺脏发生的病证为主。如咳逆上气，喘促口渴，心胸烦闷，上臂、前臂内侧前缘疼痛，或手足厥冷、掌中心发热等。

若邪气盛而有余，便会出现肩背疼痛，小便频数而量少。如汗出而恶风寒，是被风邪所伤。如果气虚不足，也会发生肩背疼痛而恶寒，气少而短促低微，也可导致小便少而色深。

手阳明大肠经歌

手阳明经大肠脉　次指内侧起商阳
循指上廉出合谷　两骨两筋中间行
循臂入肘行臑外　肩髃前廉柱骨傍
会此下入缺盆内　经肺下膈属大肠
支从缺盆上入颈　斜贯两颊下齿当
挟口人中交左右　上挟鼻孔尽迎香
此经血盛气亦盛　是动齿痛颈亦肿
是主津液病所生　目黄口干鼽衄动
喉痹痛在肩前臑　大指次指痛不用

【歌诀释义】　手阳明大肠经从示指爪甲根部内侧的商阳穴起始，沿着示指内侧向上缘行，穿过合谷穴（第一、二掌骨间），从两指歧骨间，出腕侧两筋凹陷处（阳溪穴），沿着前臂行至肘外侧，经上臂外侧前，经肩穴，上肩、出肩峰部前，向上行交会于颈部大椎穴，再向前入缺盆内，络肺脏，下过膈膜，入属于大肠。另一支脉从缺盆上部走颈部，通过两颊，进入下齿龈，左右两脉在人中穴会合，交叉于鼻翼两侧的迎香穴，与足阳明胃经衔接。

此经多气多血。如有了病变，就会气血壅滞不通，导致牙齿痛，颈部肿胀。

本经归属于大肠，与肺相表里，主治津液方面的症瘴。如目黄、口干、鼽衄、喉痹等，这是由于大肠传导失职，内伤津液，火热郁盛而致，从而在本经经脉所过的肩部和臂膀前侧发生疼痛，大指和示指疼痛，并且不能随人所愿。

足阳明胃经歌

足阳明胃鼻頞起　下循鼻外入上齿
环唇挟口交承浆　颐后大迎颊车里
耳前发际至额颅　支循喉咙缺盆入
下膈属胃络脾宫　直者下乳夹脐中
支起胃口循腹里　下行直合气街逢
逐由髀关下膝膑　循胫足跗中指通
支从中指入大指　厉兑之穴经尽矣
此经多气复多血　振寒伸欠面颜黑
病至恶见火与人　忌闻木声心惕惕
闭户塞牖欲独处　甚则登高弃衣走
贲向腹胀为骭厥　狂疟温淫及汗出
鼽衄口㖞并唇胗　颈肿喉痹腹水肿
气盛热在身以前　有余消谷溺黄甚
不足身以前皆寒　胃中寒而腹胀壅

【歌诀释义】　足阳明胃经起于鼻梁凹陷处，与手阳明经的迎香穴衔接，沿鼻翼外缘下行入上齿龈，回出环绕口唇，于承浆穴交叉，而后沿颔下向后经大迎、颊车穴，行入耳前，沿发际到额颅。另一支脉在大迎穴前下走，沿喉咙入缺盆，下膈膜，入属胃，络于脾。直行的脉，从缺盆向下，经乳部，向下夹脐两旁，进入少腹气街穴。另一支脉从胃口向下，沿腹里下行，与本经气街穴相合，继之下行，由髀关、伏兔穴，经膝髌中，沿胫骨外侧，下行足背，进入中趾内侧趾缝，出次趾末端的厉兑穴。又一支脉从足面冲阳穴别走入大趾内侧，直出大趾下端，与足太阴经衔接。

本经多气多血，如有变动，则发生振寒、呻吟、呵欠、面部颜色发黑等症状。若病气至经脉，就厌恶他人和火光，听到木器响声就发生惊惕；因此患者欲独自关闭门户居住室内。严重时则可登高而歌，弃衣乱跑，胸膈部响，腹部胀满。此时可发为小腿部气血阻逆，如厥冷、麻木、疼痛等症。

本经腧穴可主治血分病证。如本经阳气有余，热邪盛则发狂，可出现躁狂、疟疾、温热病，自汗出，鼻塞流涕或出血，唇生疱疹、颈部肿，喉咙痛，大腹水肿，膝关节肿痛；沿着胸前、乳部、气街、腹股沟部、大腿前、小腿外侧、足背上均痛，足中趾不能动。

本经气盛时，身体的前部皆热。如胃气有余，就可消谷善饥，小便发黄。本经气虚不足，则身体前部畏寒。胃中虚寒，就会脘腹胀满。

足太阴脾经歌

太阴脾起足大指　循指内侧白肉际
过核骨后内踝前　上腨循胫膝股里
股内前廉入腹中　属脾络胃上膈通
挟咽连舌散舌下　支者从胃注心宫
气经血少而气壮　是动即病舌本强
食则呕出胃脘痛　心中善噫而腹胀
得后与气快然衰　脾病身重不能摇
瘕泄水闭及黄疸　烦心心痛食难消
强立股膝内多肿　不能卧因胃不和

【歌诀释义】　足太阴脾经起始于大趾端，沿大趾内侧赤白肉际，经大趾内侧赤白肉际，经核骨，上行内踝前面，沿胫骨后侧，交足厥阴肝经之前，直入腹中，入属脾脏，上穿膈膜，上膝股内前缘，沿乳外侧上至周荣穴，折返下行至大包穴，又回头上行，挟咽喉，连舌根，散于舌下。另有一支脉，从胃部上过膈膜，注于心中，与手少阴心经相接。

本经多气少血。如果经气有了病变，便会舌根强硬，食入则呕吐，胃脘痛、嗳气、腹胀，放屁后感到轻松。

本经属腧穴主治脾虚经气不利的病症。如舌根痛，身体不能活动，饮食难消化，津液不能荣养筋脉，于是肢体关节不能动摇。若脾虚有寒，便发生大便泄泻，或水气停闭而肿胀。若湿郁太盛，也能发生黄疸。

手少阴心经歌

手少阴心起心经　下膈直络小肠承
支者挟咽系目系　直者心系上肺腾
下腋循臑后廉出　太阴心主之后行
下肘循臂抵掌后　锐骨之端小指停
此经少血而多气　是动咽干心痛应
目黄胁痛渴欲饮　臂臑内痛掌热蒸

【歌诀释义】 手少阴心经起始于心中，穿过膈膜下行，络于小肠。另有支脉从心系上行，挟咽喉，与眼球内连于脑的络脉。直行的经脉，从心系上行至肺，再斜出腋下，沿上臂内侧后缘，经过手太阴、手厥阴经之后，下肘，沿前臂内侧后缘，下行到掌后豌豆骨进入掌内后，沿小指桡侧直至小指端，与手太阳小肠经衔接。

本经少血多气。如果有所变动，就会发生心部疼痛，咽喉干燥，口渴欲喝水。

本经所属腧穴能主治心脏病变。如果本经有病，则发生目黄、胁痛、臂臑内侧后缘疼痛，或厥冷，或掌心热痛等症。

手太阳小肠经歌

手太阳经小肠脉　小指之端起少泽
循手上腕出踝内　上臂骨出肘内侧
两筋之间臑后廉　出肩解而绕肩胛
交肩之上入缺盆　直络心中循嗌咽
下膈抵胃属小肠　支从缺盆上颈颊
至目锐眦入耳中　支者别颊复上顺
抵鼻至于目内眦　络颧交足太阳接
嗌痛颔肿头难回　肩似拔兮臑似折
耳聋目黄肿颊间　是所生病为主液
颈颔肩臑肘臂痛　此经少气而多血

【歌诀释义】　手太阳小肠经起源于小指外侧少泽穴，沿手掌外侧，上行至腕部，出尺骨小头处，直上沿尺骨下缘，出肘部内侧当肱骨内上髁和尺骨鹰嘴之间，经臂臑后缘，出肩后骨缝，绕肩胛部，交肩上，至大椎穴与诸阳经相会，向前进入缺盆，络于心脏，沿食道，过膈肌，到胃，入属于小肠。另有支脉，从缺盆沿颈部上行，上面颊，到眼外角，弯向后入耳中。另有一支脉从颊部分出至目眶下，上向颧骨，靠鼻旁至内眼角，与足太阳膀胱经衔接。

本经多血少气。若经气有了病变，则咽喉疼痛，颔肿，颈不得回顾，肩部痛如人牵拉，上臂痛像折断样。本经所属腧穴主治津液方面病变。如津液不足，耳聋，眼睛昏黄，面颊肿，颈部、颔下、肩胛、上臂、前臂的外侧后缘疼痛。

足太阳膀胱经歌

足太阳经膀胱脉　目内眦上额交巅
支者从巅入耳角　直者从巅络脑间

还出下项循肩膊　挟脊抵腰循膂旋
络肾正属膀胱府　一支贯臀入腘传
一支从膊别贯胛　挟脊循髀合腘行
贯踹出踝循京骨　小指外侧至阴全
此经少气而多血　头痛脊痛腰如折
目似脱兮项似拔　腘如结兮腨如裂
痔疟狂癫疾并生　鼽衄目黄而泪出
囟项眦腰尻腘腨　病若动时皆痛彻

【歌诀释义】　足太阳膀胱经起始于内眼角，沿额上行至于头顶。支脉从头顶下行至耳上角。直脉从巅顶入络于脑，还出后项下，沿肩胛，下抵腰部，经腰膂，入络肾脏，属膀胱。另一支脉从肩膊处，穿过肩胛，挟背脊下行，经股外侧的髀枢，继续下行，与另一支脉会于腘中，然后又下行穿过腿肚，出足踝外后方，循京骨穴，达小趾外侧尖端的至阴穴，与足少阴肾经相接。

本经少气多血。如果本经产生病变，则头重痛，眼睛似脱出感，颈项如被人牵拉，背脊痛，腰痛如折，股关节不能弯曲，腘窝屈伸不利，腓肠肌有撕裂痛感。

本经所属腧穴主治筋方面病变，如痔，疟疾，躁狂、癫痫，头囟后项痛，眼睛昏黄，流泪，鼻塞、多涕或出血，后项，背腰部，骶尾部、膝弯、腓肠肌、足跟等处疼痛，小趾不能随意活动。

足少阴肾经歌

足肾经脉属少阴　斜从小指趋足心
出于然骨循内踝　入跟上腨腘内寻
上股后廉直贯脊　属肾下络膀胱深
直者从肾贯肝膈　入肺括舌循喉咙
支者从肺络心上　注于胸交手厥阴

此经多气而少血　是动病饥不欲食
咳唾有血喝喝喘　目䀮心悬坐起辄
善恐如人将捕之　咽肿舌干兼口热
上气心痛或心烦　黄疸肠澼及痿厥
脊股后廉之内痛　嗜卧足下热痛彻

【歌诀释义】 足少阴肾经起于足小趾下端，斜向足底心，出足内踝骨下凹陷中，进入足跟，上行于腿内侧，出腘窝内侧，经大腿内后侧，穿过脊内，入属肾脏，络于膀胱。直行脉众肾向上，穿肺膜入肺中，沿喉咙、挟舌根。支脉从肺部绕络心脏，流注于胸中，与手厥阴心经相接。

本经多气少血，如出病变，就会出现肾气不能上交于心，感觉饥饿，但不要饮食，肾气不能上交于肺，便会发生咳嗽、唾中有血，或者气促、气喘。肾中精气不能上升，便会视物不清，心如悬在空间一样，坐立不安，易发生恐惧，被人抓捕的幻象。

本经所属腧穴，因此主治有关肾脏的疾病。如肾阴不足，虚火上炎，便会有咽喉肿痛，舌干、口中热，心烦痛，黄疸，腹泻，心痛，脊柱、大腿内侧后面痛，萎软、厥冷、足心热痛等。

手厥阴心包经歌

手厥阴经心主标　心包下膈络三焦
起自胸中支出胁　下腋三寸循臑迢
太阴少阴中间走　入肘下臂两筋超
行掌心从中指出　是动则病手心热
肘臂挛急腋下肿　甚则支满在胸胁
心中憺憺时大动　面赤目黄笑不歇
是主脉所生病者　掌热心烦心痛掣

【歌诀释义】 手厥阴心包经起于胸中，浅出属于心包络，下过膈肌，络于三焦，直至腹部为止。支脉从胸中出胁下，当腋下三寸处向上行至腋下，循上臂内侧，于手太阴、手少阴之间，进入肘中，下行到前臂两筋间，进入掌心，沿中指桡侧直达指端。另有支脉从掌心沿无名指直达指端，与手少阳三焦经相接。本经少气多血。如果发生病变，则见手心发热，上臂与肘部挛急，腋下肿。病变剧烈还可见胸胁支满，心中跳动不安，面赤目黄，喜笑不休等症。

本经所属腧穴主治有关血脉病变，如心胸烦闷、心痛、掌心发热。

手少阳三焦经歌

手少阳经三焦脉　起手小指次指间
循腕出臂之两骨　贯肘循臑外上肩
交出足少阳之后　入缺盆布膻中传
散络心包而下膈　循属三焦表里联
支从膻中缺盆出　上项出耳上角巅
以屈下颊而至䪼　支从耳后入耳缘
出走耳前交两颊　至目锐眦胆经连
是经少血还多气　耳聋嗌肿及喉痹
气所生病汗出多　颊肿痛及目锐眦
耳后肩臑肘臂外　皆痛废及小次指

【歌诀释义】　手少阳三焦经起始于无名指外端，沿着手背，出于前臂伸侧两骨间，过肘部，沿上臂外侧，至肩部，交出足少阳经后面，进入缺盆，分散于膻中，散络于心包，过膈肌，到腹中，泛属上、中、下三焦。支脉从膻中上行，出缺盆，上向颈旁，沿耳后直上至耳上角，弯向下行，经颊部至目眶下。另一支脉从耳后进入耳中，出耳前，在颊部与前支脉相接，至外眼角接足少阳胆经。

本经少血多气。若有了病变，则发生耳聋、咽肿，或喉痹等症。本经所属腧穴能治疗有关气方面的病证，如自汗出，眼外角痛，面颊肿，耳后、肩部、上臂、肘弯、前臂外侧诸痛，小指示指不能自主活动。

足少阳胆经歌

足少阳脉胆之经　起于两目锐眦边
上抵头角下耳后　循颈行手少阳前
至肩却出少阳后　入缺盆中支者分
耳后入耳耳前走　支别锐眦下大迎
合手少阳抵于顺　下加颊车下颈连
复合缺盆下胸膈　络肝属胆表里萦
循胁里向气街出　绕毛际入髀厌横
直者从缺盆下腋　循胸季胁过章门
下合髀厌髀阳外　出膝外廉外辅缘
下抵绝骨出外踝　循跗入小次指间
支者别跗入大指　循指岐骨出其端
此经多气而少血　是动口苦善太息
心胁痛疼转侧难　足热面尘体无泽
头痛颌痛锐眦痛　缺盆肿痛亦肿胁
马刀侠瘿颈腋生　汗出振寒多疟疾
胸胁髀膝胫绝骨　外踝皆痛及诸节

【歌诀释义】　足少阳胆经起始于眼外角，上行至额角，下行到耳后，沿颈旁，行手少阳三焦经之前，下入缺盆。支脉从耳后进入耳中，出耳前，至眼外角。另一支脉从眼外角，下向大迎，与手少阳三焦经至眼下，再下行经过颊车穴，至颈部与前入缺盆的支脉相会。由此下行胸中，过膈肌，络于肝，属于胆，再循胁里下行出少腹气冲穴，环绕阴毛，横行入髀枢。直行脉从缺盆下走腋前，沿胸部，过季肋下行，过足厥阴肝经章门穴，继向后下方，沿骶骨而下，与前入髀枢的支脉相合，再沿股外侧，经膝外侧，下向腓骨头前，直下至腓骨下段，下出外踝之前，沿足背进入第四趾外端。在足跗处又分出一条支脉，下行入大趾端，返回穿过趾甲，与足厥阴肝经相接。

本经多气少血。发生病变，则口苦，好叹气，胸胁痛不能转侧，甚则面色晦暗，身体无润泽，小腿外侧发热等。

本经所属腧穴主治骨方面的病证。如头痛、下颌痛、眼外角痛、缺盆中肿，胁下肿，以及胸胁、髀枢、膝、胫骨外侧的绝骨、足外踝等处疼痛。如阳气有余就会汗出，阳气逆于下就会振寒。

足厥阴肝经歌

足厥阴肝脉所终　大指之端毛际丛
循足跗上上内踝　出太阴后入腘中
循股入毛绕阴器　上抵小腹挟胃通
属肝络胆上贯膈　布于胁肋循喉咙
上入颃颡连目系　出额会督顶巅逢
支者后从目系出　下行颊里交环唇
支者从肝别贯膈　上注于肺乃交宫
是经血多而气少　腰痛俯仰难为工
妇少腹肿男㿗疝　嗌干脱色面尘蒙
胸满呕逆及飧泄　狐疝遗尿或闭癃

【歌诀释义】　足厥阴肝经为十二经脉之末，起始于足大趾背生毛处，沿足背上行至足内踝上八寸处，交出足太阴脾经之后，沿大腿内侧，入阴毛中，下行环绕阴部，上行抵少腹，上挟胃，属于肝，络于胆，继贯膈肌上行，分布于胁肋部，沿气管之后，向上进入颃颡，连接目系，出额上行与督脉会于百会穴。支脉从目系下行颊里，环绕唇内。另一支脉从肝分出，过膈肌，上注于肺，下行于中焦，与手太阴肺经相接。

本经多血少气，如果有病变，便会发生腰痛，不能俯仰。妇人则可见少腹部肿胀，男子则为疝。如相火上炎，就会发生咽喉干燥，面色不泽，如灰法蒙蒙。

本经属肝，主治肝脏病症，如肝气厥逆、胸满呕逆、飧泄、遗尿、狐疝等。

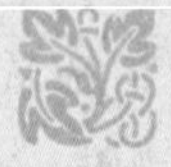

二、奇经八脉歌

任脉歌

任脉起于中极底　以上毛际循腹里
上于关元至咽喉　上颐循面入目是

【歌诀释义】　任脉起于中极下的会阴部，向上至阴毛处，沿腹里，上出关元穴，向上行至咽喉部，再上行至下颌、口旁，沿面部上至目下。任脉有病，则男子发为七疝（即寒疝、水疝、筋疝、血疝、气疝、狐疝、癫疝），女子则为瘕聚、带下。

冲脉歌

冲起气街并少阴　夹脐上行胸中至
冲为五脏六腑海　五脏六腑所禀气
上渗诸阳灌诸精　从下冲上取兹义
亦有并肾下冲者　注少阴络气街出
阴股内廉入腘中　伏行骺骨内踝际
下渗三阴灌诸络　以温肌肉至跗指

【歌诀释义】　冲脉起于足阳明胃经气冲穴，与少阴肾经并行，循腹挟脐上至胸中而分散。冲脉为五脏六腑之海，五脏六腑之气皆禀受于冲脉的濡养。其上行者，出于颃颡，渗灌精血于诸阳经。因本脉从下冲上而行，故称冲脉。然而也有下冲注于足少阴肾经的大络，出于气冲部分，沿大腿内侧下行，入腘窝中，伏行于小腿深部胫骨内侧，至足内踝之后的跟骨上缘而分出两支，与足少阴经并行，将精气灌注于足三阴经，所以本脉温肌肉下至足背大趾间。冲脉有病，则气逆上冲，腹中急痛。

督脉歌

督起小腹骨中央　入系廷孔络阴器
合篡至后别绕臀　与巨阳络少阴比
上股贯脊属肾行　上同太阳起内眦
上额交巅络脑间　下项循肩仍夹脊
抵腰络肾循男茎　下篡亦与女子类
又从少腹贯脐中　贯心入喉颐及唇
上系目下中央际　此为并任亦同冲
大抵三脉同一本　灵素言之每错综
督病少腹冲心痛　不得前后冲疝攻
其在女子为不孕　嗌干遗溺及痔癃
任病男疝女瘕带　冲病里急气逆冲

【歌诀释义】　督脉起始于小腹部，当骨盆的中央，在女子入内联阴部，廷孔外端；男子则络阴器，合于前后阴相交处的篡间。另分出一络脉，绕臀部，在足太阳膀胱经与足少阴肾经相合处相会，一同上行经股贯脊，入属于肾。本脉上端与足太阳膀胱经相同，起于目内眦，上行至额，交会于颠顶，入络于脑，再下行经颈部，下肩背夹脊下行抵达腰中，入络于肾。在男子则循阴茎，下至会阴部，与女子相同。督脉原虽起少腹下，一支向下至篡间，另一支则从少腹直上，贯脐中央，再上贯心中，入咽喉、面部及唇内，上系两眼中央。这一支与任脉并行，也与冲脉同行。

督脉有病变时，则为气从少腹上冲心中痛，前后二阴不通、二便不行，名为冲疝。女子督脉有病，则不得受孕。其余嗌干、遗尿或癃闭，以及痔疮等，男女皆同。

跻脉歌

跻乃少阴之别脉　起于然骨至内踝
直上阴股入阴间　上循胸入缺盆过
出人迎前入頄眦　合于太阳阳跷和
此皆灵素说奇经　带及二维未说破

【歌诀释义】 阴跻脉是足少阴胃经的别脉，起于足跟，循足内踝直上，经股入阴间，循腹、胸上入缺盆，出于颈动脉之前，再入颧部到眼内角。

阳跻脉起于足跟足太阳膀胱经申脉穴，循足外踝上经腓骨后缘，上行大腿外侧，继续上行胁后，从腋缝后入肩部，循颈，上行入口角，上至眼内角与阴跻脉会合，再沿足太阳膀胱经上至额部，经足少阳胆经至足阳明胃经的风池穴终止。